U0140095

H2O 原水文化
http://citeh2o.pixnet.net

對話對畫

陪伴生命長出力量

郭于誠・王心佑 合著

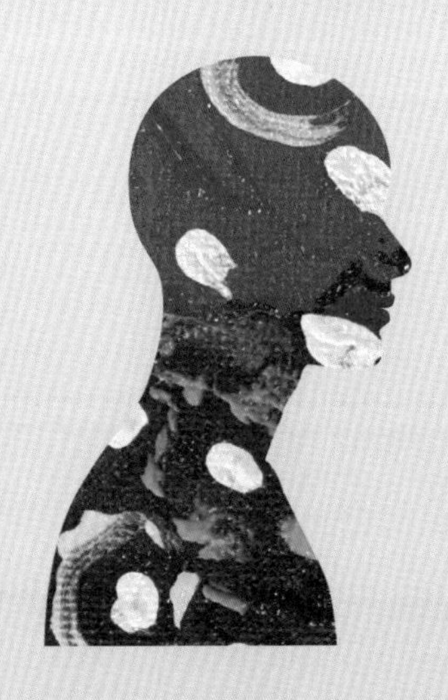
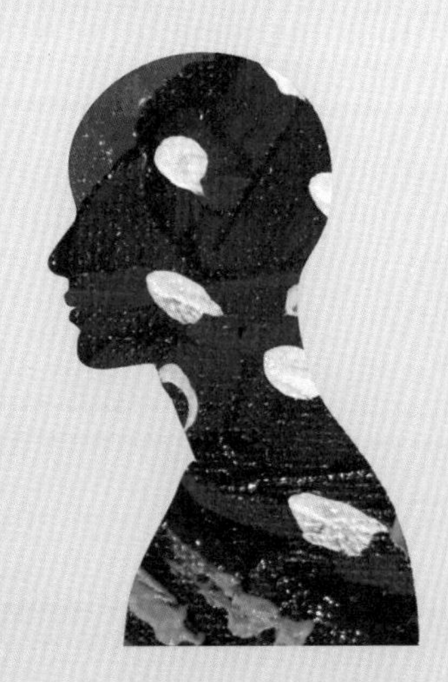

CONTENTS

| 推薦序 |

藝術撫慰心靈

文｜王玉齡　台灣女性藝術協會理事長

在藝術中，我經常忘我，很多時候外界的事物不太能影響我。如果說我有自我療癒力，不如說我強化自身的免疫力。對我來說，藝術是最好的營養品，帶來身心靈的快樂與滿足，引領我們離開現實的限制，進入到另一片寬廣的天空。每種語言都是表達一種世界獨特的價值觀，視覺藝術的圖像語言更能深刻表達內心感受，沒有框架、沒有答案，鼓勵更多的深度溝通。

藉由藝術探索，找尋生命能量

非常高興看到本書的出版，兩位作者用生活中的對話，帶領讀者認識情緒與感受，是一趟尋找自我的旅程。而書中的延伸練習，則提供一般民眾可以動手畫的操作引導，讓藝術療癒的體驗與生活的感知結合起來。事實上，有許多藝術家的創作都能夠連結並分享療癒的能量，包括和我有多年合作情誼的日本藝術家草間彌生，南瓜對她為什麼如此重要？因為幼年經歷戰亂，沒有糧食時，南瓜拯救了她和家人，南瓜對她而言，代表了生命續航的能量；而本書中「自動書寫」和探索未知的實驗小遊戲，則可追溯到達達與超現實主義，這些百年前歐洲藝術家探研世界與探索自我，打破框架的藝術創作，都是屬於藝術世界的寶藏。

觀察內心風景 凝聚自我力量

在我從事的藝術策展工作中，桃園地景藝術節引進荷蘭藝術家霍夫曼黃色小鴨與月兔，創下全台近 300 萬的參觀人潮，讓我深刻體會到透過藝術裝置，突顯對土地樣貌與人文風土的觀察與發現，帶來地方的改變與凝聚力。相信人心內在的風景也是如此，當人們可以動手體驗藝術創作，用一小段的時間跟自己相處，就有機會覺察內心風景地貌，凝聚自我的生命力量。藝術最大的功能之一是讓我們在瞬間遠離喧囂的世界，讓自己跟自己對話、跟這個世界對話，對於生活在現代社會的我們，這個功能非常重要而且有價值。很多時候，我們被紛擾的事物打擾，例如社群與媒體訊息無時無刻的轟炸，如果我們能有欣賞藝術與動手畫畫的片刻，就能在讓我們擺脫世俗的束縛，得到無限的自由，就像本書作者心佑提到的比喻「遠離海浪動盪」的海面，進入寧靜豐富的洋流或深海。

藝術跨界合作，放大療癒可能

身為台灣女性藝術協會的現任理事長，令我感到驕傲的是協會聚集許多傑出的女性藝術家與藝術的工作者，致力於連結多元的藝術能量。大部分民眾對藝術的認知仍停留在美術館展出的繪畫和雕塑，或是擺放在家中當裝飾和收藏，無法想樣藝術能應用的範圍有多大。正因為藝術本身是無價的，所以可以應用的非常廣，可以加值各種領域。我記得在一次協會聚會中，心佑曾開心分享過她剛帶完的一個單身聯誼活動，用藝術療癒的雙人作畫小遊戲，取代傳統聯誼的相互認識方式，這種藉由藝術溝通的方式，深獲大家的肯定和迴響，也希望讓更多人可以從人類想像力與無限可能性中，獲得交流、啟發與快樂。

這本書是一個前所未有的跨界合作，腫瘤科醫師與藝術療癒師的對話與對畫，為藝術與身心健康和生命教育搭起一座橋樑，是非常有意義的事情，尤其是心佑在書中常提醒讀者放鬆的話與畫，用玩樂的心情來體驗創作，我覺得這是很具體的開始。相信人心的潛能也跟藝術一樣，寬廣無限，讓我們一起放大藝術的可能性，創造有趣又好玩的快樂生活。

| 推薦序 |

濟世救人慈悲心

文｜高承恕　逢甲大學董事長

于誠醫師是一位非常特別的醫師！右手看病，左手寫書，而且我相信他會繼續。他在逢甲 EMBA 讀書的階段開始，我就注意到他的專業與勤奮學習之外，那份悲天憫人的情懷。這麼多年持久不懈的熱情奉獻是智慧是慈悲。

第二本書了，一定會有第三本，當生命有更深切的體會，就會豐富更多的生命。是感恩，是祝福！

| 推薦序 |

與其說是爲書寫序，不如說是被安慰了！

文｜許瀞月　台北市立大學視覺藝術系教授

王心佑邀約我，為這本書《對話對畫：陪伴生命長出力量》寫序，我不假思索地一口就答應。原因並非我懂得什麼，而是我認識王心佑超過四分之一個世紀，看她如何地努力自我突破與自我成長。從她青春時期的生命探索與掙扎，到為人母的包容，到成為影響超過萬人的老師，跨界作藝術與啟迪心靈。

剛剛準備動筆要開始為這本書寫序，想著如何下筆時，不幸地、竟傳來影響我很深的長輩離世。姑姑是日治時期出生的，是一位老師、一名知識份子。為人溫柔體貼，照顧弱勢的人，一輩子也曾影響很多人。在 102 歲嵩壽時，於夢中離世。雖然理性告訴自己，生命有開端，必然就有終點，何況姑姑年紀已經超過百歲，但心裡仍是淡淡的哀傷。我有好幾天的時間，提不起精神來做事情。但收到心佑老師與郭于誠醫師的序已經完成。書，準備要出版了！我想她要跟我催稿了。我跟心佑老師說，怎麼辦？她說，沒關係！她願意再給我一些時間。她的溫暖與包容，讓我心慢慢定下來。我開始一方面看書稿，裡面的故事，安慰了我。有時眼角微濕，有時會心一笑。另一方面，我開始拾起荒廢多年的畫筆，繼續畫畫。難道這就是「心內畫」想要講的嗎？——喚醒我們的感受。

我在大學曾經讀過文藝創作。同時、也跟藝術大師們學過一點繪畫的基礎。近年著迷於德勒茲哲學與藝術理論。從德勒茲那裡讀到關於電影的時間，主要是來自哲學家柏格森。讀到時間的綿延，覺得神秘而悠遠。於是、我提起筆，畫了一支古倔松樹樹幹，用隸書字體寫下一首新詩小品，詩文如下：

綿延
載我疾馳的光陰
奔馳如駒
何時安住我心
便何時與之簽下合同

光陰如梭，但我覺得只有安住我心，藝術文學才有可能產生與光陰對話或約定，產生綿延。我是一個愛石頭的人，喜歡石頭像自然界的千變萬化，也是愛刻石頭的人。我喜歡的印材石頭，並不是像玉石一般的硬，在經過一段時間的練習之後，刻刀可以慢慢琢磨出自己想要的空間與線條。每一次刻刀與石頭相遇，可能造成石頭的崩裂，可能是把綿延的時間轉化成為空間，這也是我最興奮的時刻。石頭慢慢崩裂，因而時間綿延。這次我刻了兩方姓名小章。

同時、也是因為讀了《對話對畫：陪伴生命長出力量》一書，我不只被安慰了！而且開始有一點點產出。其實已經好久好久沒有練習新詩創作與繪畫。心佑老師看過我的畫，跟我提到，「喜歡那棵古倔松樹的「倔」，風霜之下更顯其倔，旺盛的生命力。」正如現在所謂因為這本書的陪伴，長出力量。同時，心佑老師總給予肯定性的態度， 讓我想起這也呼應著，德勒茲哲學中的「肯定性的倫理學」。

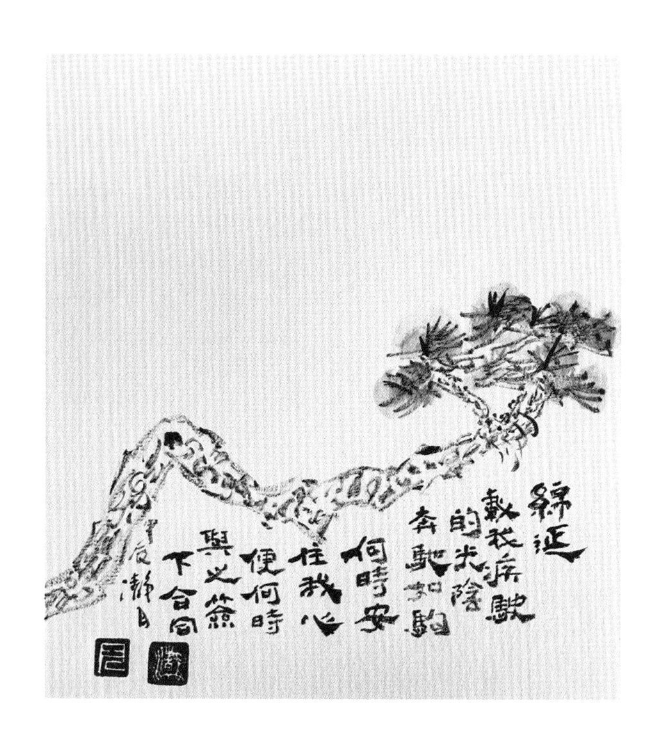

| 推薦序 |

開卷有益，開畫更有益

文｜陳麗卿　Perfect Image 陳麗卿形象管理學院創辦人

記得有一次郭醫師來上我的課，包包裡竟帶了好幾包零食。我開玩笑地問：「你不是醫生嗎，怎麼這麼多零食？」他笑著回答：「醫師也是人啊！」

這件小事，打破了我對典型醫師的想像——郭醫師，就是這樣充滿人情味的一位作者，看他的書，你很難不被弄得又哭又笑。上一本書《對話——大郭醫師的癌症診間微光故事》中收藏了許多令人眼角泛淚的診間對話，不僅是數據和醫療案例，更是心與心的對話，充滿了同理和溫度；這本新書《對話對畫：陪伴生命長出力量》中，則帶領讀者透過郭醫師敏銳的觀察力與幽默的文筆，體會更多有趣的生活點滴，並融合藝術治療專家王心佑老師的分享，讓你除了閱讀，更能實際拿起畫筆，透過「心內畫」的方式進行自我療癒。

我曾問郭醫師，在大眾眼中，醫生是「科學家」，為何會對看似「不科學」的靈性療癒產生興趣？他告訴我，科學的進步是很日新月異的，有些事物，因為在我們成長學習的經歷中沒有涵蓋到這個部分，導致認為它不科學。就像醫學在中世紀也曾被認為是巫術，黑死病、天花等流行傳染病也曾被認為是詛咒一樣。然而對他而言，只要能夠幫助患者改善的事物——不論是病情上的改善，或是心情上的改善，都是好的。

就如同郭醫師上一本書中收錄的許多故事，有時候遇到卡關狀況，例如患者不願意配合治療，或是家屬難以接受患者離去的事實，難處理的往往不是病情本身，而是如何安撫心情，找到出口。這時，患者或家屬需要的經常只是一句話、一個同理、一個心態的轉變；只要結解開了，往往一顆藥也不必吃，心頭就能鬆綁了。換言之，心理療癒對於病情雖然看似沒有直接效果，卻時常成為扭轉局面的重要角色！

這本書，是一位醫師多年的現場觀察、生活的幽默切片，與藝術療癒的碰撞交會。無論此刻的你正需要療癒，或只想放鬆心情、哈哈一笑，都推薦你展卷閱讀、信筆開畫。一起透過心內畫，找到自己的心內話，開卷有益，開畫，更有益！

| 推薦序 |

生命旅程的練習曲

文｜蔡惠卿　上銀科技（股）公司總經理

在工作上講求精準、效率的我，閱讀《對話對畫：讓生命長出力量》這本書時，有一股衝動，很想找作者來聊聊天，每看一段，就會讓自己跳進去文字裡游泳，而且還可以感受到自己穿著「比基尼」的畫面……（哈哈！！）

愛因斯坦名言「想像力比知識更重要」，想必大家不陌生吧，閱讀本書的一開始，就請大家讓自己的想像力飛翔喔！

首先，我就來分享我的讀後感想與回饋：

當我打開回憶的窗景時，發現自己在童年時光喜歡在樹上發呆的每一個片刻，好似在等候「春天」的來臨……。

平日和朋友聚會時，本來是放鬆暢談的氛圍，但只要談及工作，我的頻率就自動調整到「夏天」的狀態，而且是炎夏／酷夏耶！因為朋友會發現我的眼神不自覺發亮起來，好像赤熱的太陽就躲進我的眼球裡，這時候白內障好像也消失了……。

大郭醫師：「夏天所以能接到冬天，是因為有秋天，才能轉得那麼順。」是呀！就像企業部門間難免有夏天和冬天的對立、拉扯或衝突，這時擅長探索的敏捷性領導人就會啟動團隊成員的反思能力，並讓組織成長的「渴望」產生「蛻變」！！

心佑老師提醒：重要的是「不失去拚的樂趣，也不失去玩的能力」，我很慶幸這是我目前的人生階段，讀者有沒有興趣連想看看，現在的我是處於哪一個生命的季節？

大郭和心佑都有提到：冬天可能給人一種「剩下的」感覺，可我認為：冬天是一段休息、蘊藏新能量的時光，表面上看似冷瑟，但內心熱情的人，卻正在柔和燈光下閱讀著呢……。

心情感受力及覺知，其實是領導人很重要的內在素質，尤其在當今開放競爭的社會，產業變遷快又猛，領導人的覺知力不僅可以安頓自己，也較有同理心去激勵團隊，甚至嗅得商機，做更佳的客戶關係管理。

心佑在書中指出：「壓抑或視而不見，將消耗更多隱形成本。」看到這段話，想必有些經理人會連想到——在組織中遇到的現象，而身為領導人，就是要消除／避免這樣的狀況發生，然而，這就必須常做練習，從覺知到行動。書上的「延伸練習」是本書的附加價值，我鼓勵大家「動手動腦」練習起來！藉由此書的啟發，你可以自己在內心對話，也可以找朋友、同事、家人來對話（畫），你的喜怒哀樂呈現的是哪一種能量？哪一種色彩？甚至將書中大郭醫師分享的對話內容，在自己內心小劇場裡演練一下（角色扮演），同時善用心佑老師提供的「延伸練習」，強化自我探索與傾聽能力。

這本書不分年齡、性別，均可在享受閱讀過程中回顧自己的生命點滴，你可以分段、分篇在不同時段看完，也可以找一個完整的時空一氣呵成。無論如何，請花一些心思「內化」喔！

面對 AI（人工智慧）時代，生活頻道變得多樣化，我們更需要有「me time」自我時間做內心深度的梳理，讓生命節奏更為平衡。心佑老師：「種子是在落地之處開花的，無論身在何處都能閃耀自己的光！」相信身為父母的讀者，消化完這本書，大概就不會硬要幫孩子規畫人生了，畢竟生命旅程的真實體驗是每個人最珍貴的禮物！

看完這本書，我開始期待著 70 歲的春天喲！也祝福讀者們，每天都能梳理好心情，讓生命帶著光，利己又利他喔！！

| 作者序 |

願每個人都重新找回內心的自己
珍惜身邊深愛的人

文｜郭于誠

「郭醫師，我看了你的書一直哭、一直哭，你可不可以寫一本讓我笑的書啊？」這是一位罹患肺癌的婆婆看過我送的《對話——大郭醫師的癌症診間微光故事》一書之後回饋給我的心得。我聽完之後猛然醒悟「對啊，癌症病人不是只能哭，也是可以笑的啊！」我想幫她完成心願，可是卻不知道該怎麼做？有一天晚上，我和老婆聊到這件事，我說：「如果加入插畫，讓它變成一本圖文並茂的書，會不會更符合初衷呢？」聰明的老婆就立刻想到她的國中同學——王心佑（以下稱為心佑老師），一位藝術治療的心內畫老師。她在台中開設自己的心內畫教室，教學生用畫畫來認識自己、療癒受創的內心。

不是只有藥物能治療疾病，音樂和藝術也能療癒身心靈。當我得知之後喜出望外，於是我們相約見面詳談。記得第一次見面時，心佑老師說來上課的學員原因都不太一樣，有在事業、家庭或健康上出狀況，需要尋求外在協助的人；也有事業、家庭或健康沒問題，但內在壓力與情緒不斷內耗的人；還有內在與外在都沒有問題，但是找不到活著的意義、渴望活出另一種自我版本的人。

接著她一幅一幅解釋學生一開始上課的作品以及上課一段時間後的作品產生的變化，我感受到滿滿的生命能量。心佑老師還發明卡牌遊戲來引導學生認識自己、找到人生方向。深聊後，我才知道原來她當年有來參加我第一本書的新書發表會，也讀過我的書，因為她本身就是癌症病患家屬。好像冥冥之中早就安排好了一樣，當我跟她說明想法之後，她也表示認同，於是我把初稿交給她，然後再約下一次見面。

過了幾個月，第二次見面時，心佑老師說她試著將初稿給學員試閱後，學員表示無法理解和體會我想表達的用意，也不知道笑點在哪裡？於是換她自己試閱，結果也是一樣猶如墜入伸手不見五指的霧中。然而，等到試讀第二次時，心境發生了改變，她終於看到笑點而噗嗤地笑了出來。她體會出，原來真正的幸福就藏在你／我每天生活周圍那些看似微不足道的小事裡，只不過需要我們用「心」留意、感受並記錄下來；或許有一天再回頭來看這些點點滴滴時會發現過去的喜怒哀樂可能早已變成另一種美好的回憶。

心佑老師很想知道為什麼我會把多數人認為微不足道的生活小事當作寶藏一樣地記錄下來呢？於是她又讀了第三遍，讀著讀著又哭了。她回憶起先生剛罹癌時，她自以為無私地付出卻常遭誤解而事與願違，那種無力感讓自己身心俱疲，原來都是因為忽略了換位思考，她自責不已。我安慰她沒有人知道到底怎麼做才是最好的，即使是醫生也是一樣；透過換位思考與認識情緒就能找到更好的自己。

有另一位讀者告訴我《對話——大郭醫師的癌症診間微光故事》一書讓她聯想到二〇一三年隨身碟大廠Kingston所製作的廣告《Mind the gap》，各位可在youtube裡面輸入關鍵字找到它！記憶到底有什麼用？記住生活的片刻？記住與身邊的人的回憶？是困住我們？還是幫助我們從困境裡解脫？廣告中的老婆婆困在過去美好的記憶中，希望找回已逝先生的音檔。站長最終幫她找回了音檔，以記憶卡儲存後送給老婆婆，並承諾這個月台會一直播放她先生的聲音，這時老婆婆充滿感激地接下隨身碟並告訴站長，她已走出過往的回憶，決定帶著這個記憶卡、讓先生以另一種方式陪著她邁向新的旅程。不管老婆婆在哪裡，先生都陪著她。我看完之後非常感動，這與我書寫《對話——大郭醫師的癌症診間微光故事》的初衷一致！

我和心佑老師一開始沒有明確的想法，直到我跟她分享這個廣告後，我們才真正定調這本書的方向在感受回憶與情緒的旅程，然後慢慢發展成春夏秋冬四季。喜怒哀樂都是一個人的情緒表達，就像春夏秋冬四季一樣正常，沒有好壞之分；回憶透過情緒發洩出來就沒事了，硬要去壓抑它反而會傷害自己。於是我們決定用我的文字搭配她的心內畫，邀請每一位讀者一起用對話的方式，將自己的回憶與情緒記錄下來。於是，這本書終於誕生了！

我們每個人都是一本書，書裡的故事與畫是我們的，不是你的，只有用你的手寫下來與畫出來的才是你的。你可以試著像我們一樣與自己對話，把回憶寫下來並畫出來，只有你才能完成它、豐富它，這才是這本書想傳遞的訊息。

願每一位對生命產生迷惘的讀者在看完這本書之後，都能重新找回自己內心的主控權、熱愛自己的生命、珍惜身邊每一個深愛的人。

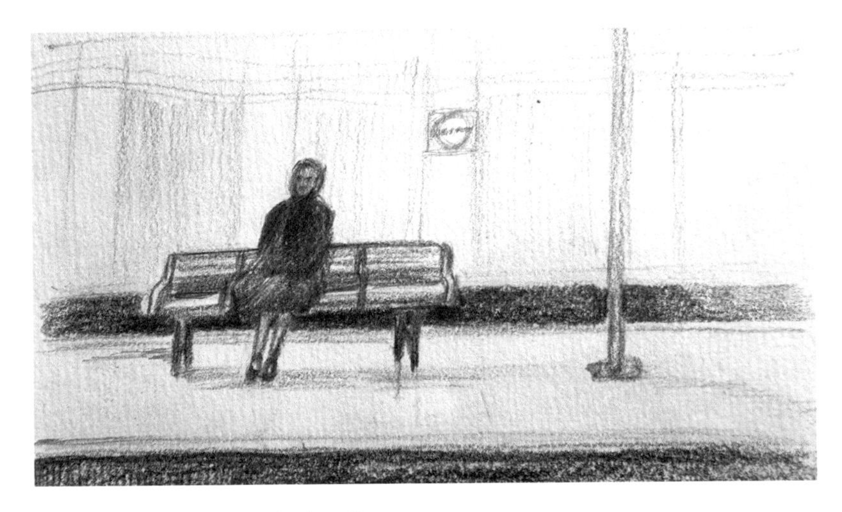

▪ 無法往前走，困在某種情況裡／王心佑。

| 作者序 |

好好感受每天的生活，感受未來的回憶

文｜王心佑

寫這本書並不在我的計畫內，生命中很多事情的發生是你遇見了它，或者它走到你面前，如同五年前家人罹癌就這樣無預期的走到我面前。把寫書的機緣跟家人罹癌相提並論似乎不恰當，然而這兩件事本質上有個相同點：它們都成為生命的記憶，也都帶領我走過一段感受的旅程。寫書是從好奇、有趣到挑戰完成的喜悅感恩：陪伴家人治療癌症則是從驚嚇難過、接受到度過困境後的平靜感恩。世上沒有人可以百分之百經歷相同的生命事件，但我們都有感覺和情緒，都有自己在走的感受的旅程。大郭醫師紀錄了診間與生活的對話故事。我們每天的生活也有許多對話，與家人朋友的對談和腦海中的自問自答。這些對話在發生過後就成為了記憶。究竟這些記憶有什麼用？我和大郭醫師在看了《Mind the gap》這個廣告後找到了共同目標：我們都希望協助人們走出目前的困境。他看到有病人家屬因某些過往的回憶而掙扎，但也有家屬轉化痛苦回憶走出新的路。我帶領藝術療癒的十年裡看到學員因情緒壓力影響身體健康，也看到有人從內心枷鎖的鬆綁重獲自由。

事件會過去，記憶會留下來。很多時候事件過去很久了，事件中的記憶卻過不去！有時候是因為太痛苦，有時候是因為太美好。還有些時候是不明白，不知道為什麼會記得？其實，記憶就像我們的人生故事截圖。如果每段記憶都是一份禮物，這些禮物的第一層是構成故事劇情的人事時地物，再打開一層是想法，最深一層通常是情緒和感受。事件會過去，感覺會留下來。事情過去很久了好像也處理的算圓滿，但是有些感覺卡卡的，不知是什麼？事情過去了你卻不斷回憶每一個細節，深怕哪天忘記了，就什麼都沒有了？如何運用記憶，而不讓記憶綁住你？首先需要拆開記憶這份禮物的包裝，整理一下裡面有什麼：

第一步，覺察你的記憶，你記得了什麼？第二步，覺察與接受記憶裡裝有什麼想法與感受？第三步，整理這些感覺，用適合的方式斷捨離不需要的感覺，好好收藏你想收藏的感覺。（第三步的做法舉例，例如用畫畫或寫字或運動等方式去釋放不舒服的感覺。把痛苦經歷的心得分享目前正在經歷的人讓他們知道自己不孤單，或傳述紀錄你收穫的美好感受。）我們為記憶所困，常常是因為尚未真正去拆禮物！大郭醫生啟發了我們一個起點：先從現在的生活中去練習。記憶包裹的情緒感受通常帶點份量與重量，但我們可以從每天微小的生活開始。

第一次看到大郭醫生紀錄的生活對話時，我想這不就是普通的和老婆小孩同事之間的對話嗎？跟他第一本書《對話——大郭醫師的癌症診間微光故事》中「實用性」的對話完全不同，但是仔細閱讀後竟產生蠻強的後座力。這也就是這本書為什麼寫了一年的原因，因為與他對話我必須公開談論身為癌症家屬的感受，當然我也能避開某些感覺不談，但那會讓對話的能量不順暢，我鼓起勇氣翻開了塵封的 Susan Sontag《疾病的隱喻》這本書，我明白了真正害怕的是那種被分類被孤立在某個邊緣世界的感覺，就像跟朋友說先生罹癌時有人會不知怎麼回應「這種事」，只能緊張地說那你趕快去醫院照顧他……（以刻板電影癌症畫面回應，我來不及說他今天在上班）。

我所帶領的藝術療癒是針對一般人而不僅是心靈有創傷的人，多數人並不理解喚醒創造力的覺知就能帶來療癒的力量，而僅聽過精神分析脈絡的藝術治療，儘管這個面向的藝術療癒已在歐洲行之有年。有越來越多還沒生病但身心疲累的現代人，尤其是照顧者或者能力很強但無法放鬆的人，無法表達自我的人，可以藉由色彩線條紓解壓力，認識自我潛能，提升身心活力。寫這本書的過程深感到大郭醫師的勇氣，他也穿梭在許多的世界，例如：生病和沒有生病的世界，本書出版前他辦的大型講座「走入永夜的引路人」跟世人談論死亡的議題，這個活動激勵了我跨越那些被分類的恐懼，我想帶領大家理解「保養身心的藝術療癒」，以及分享癌症家屬的經驗，正因某個世界尚未被理解，更需要有人引路促進彼此的對話吧！ 因此，寫書和陪伴癌症治療的記憶，這份禮物成功被我拆解收藏並且繼續傳遞分享。拆解生命這份禮物，你是否熟悉「感受的旅程」是很重要的能力。

本書把感受的旅程比喻為四季，由每季八篇共三十二篇對話構成，分別是春天／活化與覺察感受，夏天／表達與流動，秋天／轉化與蛻變，冬天／收藏美好與重新啟程。同時加入了十二個保養身心的心內畫藝術療癒小練習。經由練習體會身而為人，才能擁有的美好的生命禮物。回到記憶的起點：生活。原來當我們能回到當下好好感受每天的生活，就能好好的感受生命，拆解生命這份禮物。別忘了，回憶與記憶，也是從每天的日常萃取出來的。好好感受每天的生活，也就是在感受未來的回憶。

| 封面故事 |

想像力 - 想像的力量

大郭醫生以夏天的延伸練習「周哈里窗」創作的作品。

1

首先感受並挑出四個面向的自己像什麼色彩，包括「你和別人都知道的你」、「別人眼中的你」、「只有自己知道的你」、「你和別人都不知道的你」。

2

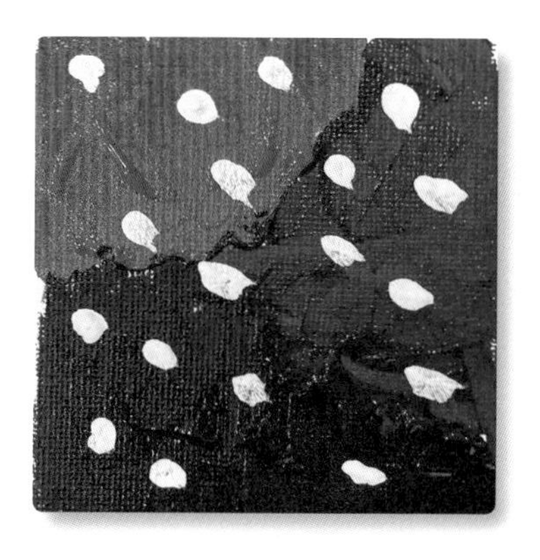

畫面可分成四區域或直接開始用四種顏色作畫，記得「你畫的都是對的」依直覺隨時想加任何東西或不按照題目畫都可以。

3

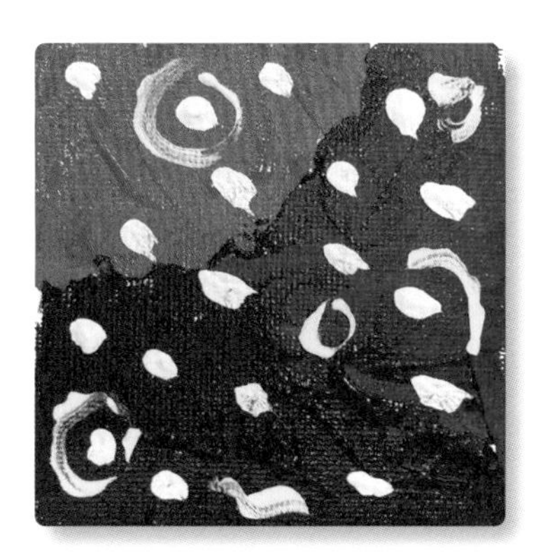

這裡作者以黃色圈起一些白點點，將作品拍照紀錄後，靜心片刻感知「此刻全部的你」，將當下的你化為色彩或線條形狀加到畫面裡。

4

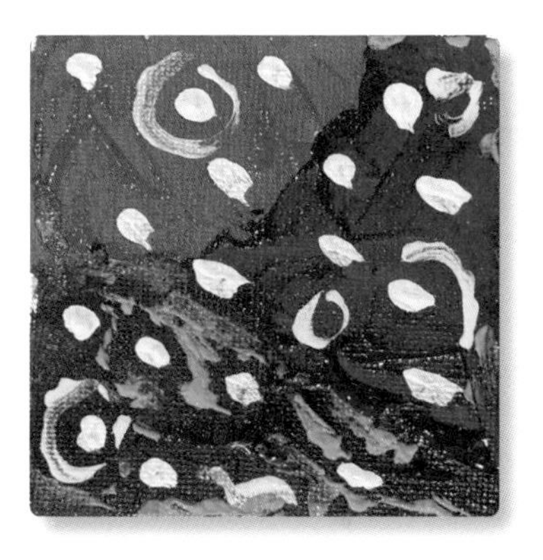

完成！為作品拍照並命名，對比加入「此刻的你」前後照片觀察其中的差異。分享作畫的覺察和心得。

| 前言 |

四季生活的微光「對畫」感受的旅程

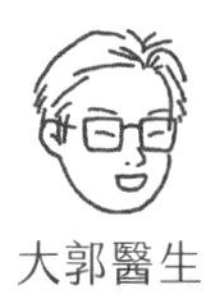

大郭醫生

大家好，我是大郭醫師。在開始之前，我想先問大家：快樂與憤怒是對立的嗎？喜、怒、哀、樂是絕對的嗎？天氣有春夏秋冬的變化，就像我們的情緒也有喜怒哀樂的變化一樣，都是很自然的事情。

情緒會隨著我們每天身邊遇到的事情而改變，遇到快樂的事情會大笑，遇到不開心的事情會生氣、沮喪；聽到好消息會興奮到跳起來、希望跟全世界的人分享，聽到壞消息，例如：被告知罹患癌症的時候會哭，這都是正常的情緒反應，我們不但不需要刻意去迴避它或隱藏它，反而可以趁機去認識它、接受它、學習與它相處。因為它就是自己，認識它與接受它，其實就是認識自己與接受自己，每一次都是神特地為你安排與自己對話的旅程。

但是情緒看不到摸不著，很難用心領神會的方式形容它。若是可以把它畫出來，或許我們就可以看到情緒到底長什麼樣子，也就更容易認識自己了。關於如何認識自己與自己的情緒，我想介紹另一位好朋友給大家認識，請她來教我們怎麼把它畫出來，心佑老師！

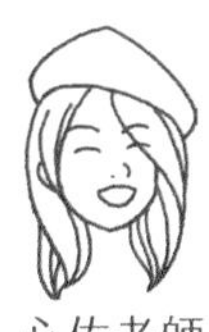

心佑老師

謝謝大郭醫師的開場，我喜歡你用第三人稱「它」來形容情緒，這表示有一個意識在觀看情緒；就像觀看事物，如果把眼睛貼緊物品是看不到東西的，把自己跟情緒拉出一點距離才能觀察它。我想問各位讀者一個問題：情緒跟你之間可以完全畫上等號嗎？例如王心佑的生氣等於王心佑嗎？大家可以換上自己的名字唸看看。你覺得是：等於、不等於還是不完全等於？當你覺得「不完全等於」時，就比較不會害怕觀看自己的情緒了，因為就算有負面情緒，也不等於你不好。

以海洋來比喻的話，情緒是最容易被看見的海浪，受外在力量而波動，變化是它的本質。海面下還有各種洋流，如暖流洋流等較規律性的流動。距離海面最遠的是寧靜深海，深海像是我們用來觀察自己的核心意識，所以情緒的本質是不固定的，這是它的缺點也是優點就看怎麼運用了；往壞處想快樂無法定格，往好處想壞心情也不會永遠不變！

情緒像春夏秋冬的變化一樣是很自然的事情。我們可以觀察自己的情緒，就像觀察一座島嶼的氣象，觀察越久就越認識這座島嶼的特質，越能適應這島嶼的生態；

知道什麼時候可以曬棉被，什麼徵兆是要進入雨季了，有可能發現它的珍貴能源，體會它獨一無二的美麗！

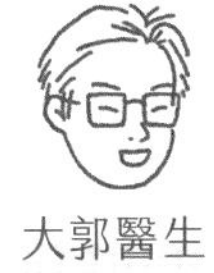
大郭醫生

好棒的體悟，看了心佑老師的分享後讓我想起我在林邊的海邊長大，家門口離海邊約略只有一百公尺遠。如果我願意，可以每天看著夕陽從遠方的小琉球緩緩落下，聽說這是現在最夯的旅遊景點之一，只是當時的我

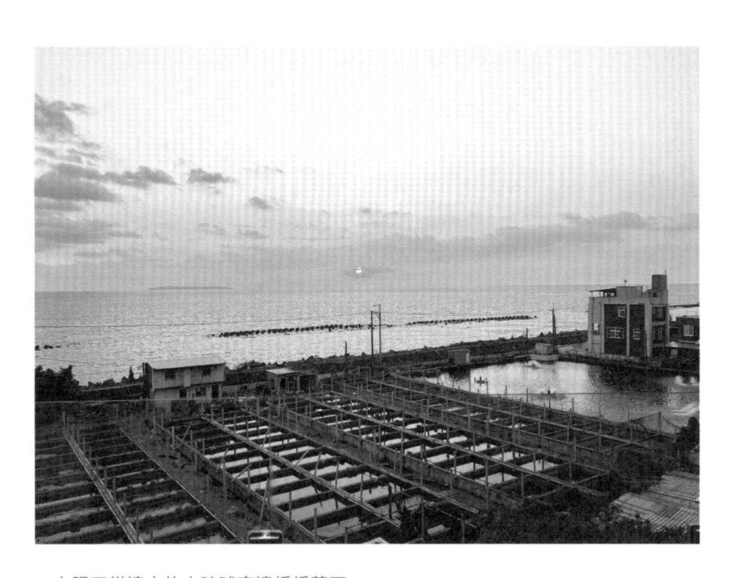
▪ 夕陽正從遠方的小琉球旁邊緩緩落下。

從來沒有這種閒情逸致，也就不可能會聯想到原來我們的情緒就像海洋一樣。

心佑老師說的沒錯，當我們能透過認識情緒來認識自己，或許就能看到過去不曾看過的自己，進而感受到自己原來這麼美好！原本感到生氣的事變得可愛了，原本感到滑稽的事反而觸動最敏感的神經而變得感動了。這些事情可能只是生活中的點點滴滴，也可能只是平常以為平凡到不能再平凡的事物，但是它們卻具有強大的能量等待我們去覺察。我和心佑老師試著透過春夏秋冬的變化與彼此的對話來幫助大家認識情緒、認識自己，並發覺大家潛藏在內心深處的能量，開啟心的旅程。

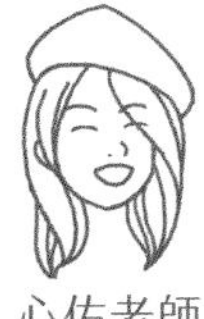

心佑老師

在日常中感受自己、感受生活才能享用生命這份禮物。小孩子大多有豐富的感受力，活的單純沒有框架，看他們畫畫就知道，兩歲小孩畫個圓圈和火柴人就可以說精彩的故事。許多成人經歷社會考驗，漸漸跟內心失去聯繫失去感受的能力——曾有人問我，老師我覺得我應該開心啊！外在生活都很順遂，但為什麼沒有感覺到開心？或者，我知道焦慮來自追求完美，也知道來自教育與家庭的影響，我一直叫自己放鬆但好像效果不明顯。這些心情我也有過，曾運用許多思考的方法，但終究用想法跟感覺溝通有點語言隔閡，感受的世界有更通行的母語：圖像。就像身體有許多的系統，自律神經和呼吸等這些並不歸理性掌控。藝術療癒是和情緒對話的直達列車之一，就像夢境也非文字邏輯而是以圖像來表達——跟小小孩的語言一樣。**所以透過藝術療癒的畫畫，不是以美術作品為目的畫畫**，可以幫助我們連結內心，從不同路徑認識自己。對於用腦過度的現代人來說，能暫時從制約中離開，獲得壓力的喘息與舒緩。接下來我會在與大郭醫師的對話中分享一些藝術療癒的小故事，以及介紹適合新手體驗的練習，期待大家能夠動筆並與分享你的「**心內畫**」哦！

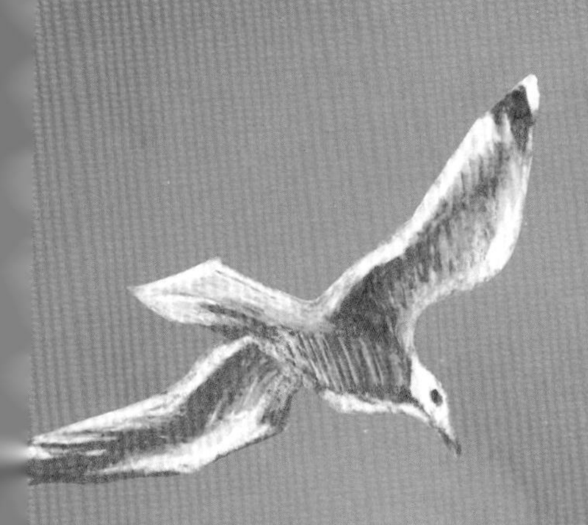

PART 1

春季

遇見新的自己，

感受的旅程「啟動」

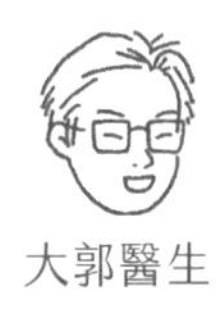
大郭醫生

那我們就以愉快的心情來拆解這份認識自己的禮物吧！首先，什麼是「春天」呢？我們先來看看心佑老師如何形容它。

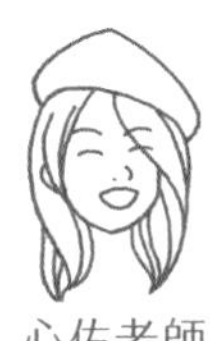
心佑老師

春天是一年之始就像生命的開始充滿許多不確定性，寶寶什麼時候出生，適合什麼樣的照顧方式？看似吃喝拉撒的嬰兒其實五感全開，從不同資源吸收成長的養分。春天像是咖啡界的 espresso，小小一杯濃縮了所有滋味。春天的一天可能清晨像秋天，中午像夏天，晚上像冬天，人們以洋蔥式穿法來保持彈性應變。有時春暖花開，有時春雨打落花朵，花粉與氣溫濕度使人過敏，但自然界卻悄悄汲取這些「不穩定」，植物種子破殼萌發新芽，動物從冬眠沈睡中甦醒，展開新的成長週期！

遇見新的自己，感受的旅程「啟動」

春天在感受的旅程象徵著人重新開始新的階段。不論現況如何只要你有一股「想遇見新的自己」，想汰舊換新、想升級改版突破舊有模式，那就表示你走在新循環的開始——春天。事情從 0 到 1 的啟動總是最難的，就像團隊運動的破風者突破了就能展開新局，所以大家在這本書能看完春天代表後面都很容易了！加油！（笑）

春天的關鍵：接受、探索、突破

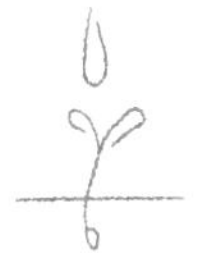

感受力

喚醒與
活化感覺

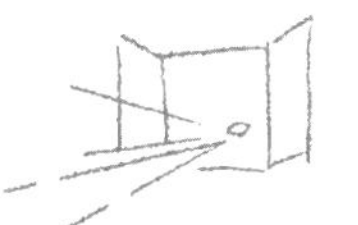

破框力

突破慣性
探索新可能

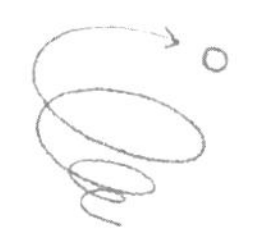

包容力

接受變化與保持彈性
在未知中前行

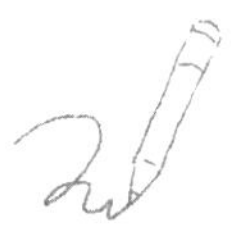

覺察力

觀察並記錄
生活感受

啟動春天的四種力量

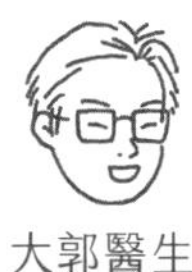

大郭醫生

是的，萬事起頭難。春天是一年的開始，也是新生命誕生與學習新事物的開始。為什麼難？因為以前不會、不懂，所以才需要投入學習。學習也代表著突破框架與慣性，並喚醒感知與覺察的能力。我們有時可以不費吹灰之力就喚醒內在的感知能力，這時會感受鼓舞與開心；有時無論怎麼努力就是無法如願以償，這時就會感到氣餒與憤怒，這些情緒的快速轉變像極了春天忽冷忽熱、時晴時雨的天氣，也代表著新的氣象。

心佑老師跟我們分享了春天的四種力量，當我們學習內化後，將能運用全新的自己去認識早已存在的舊世界，並感知即將誕生的新世界。讓我來舉個例子！

1. 灌籃高手——

能夠有感而發地流淚，是代表仍然年輕啊！

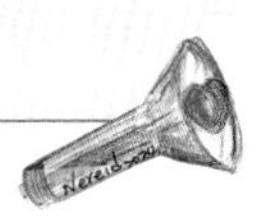

我學弟跟兒子說：「你現在看《灌籃高手》會笑，等到你看了會哭的時候……你就是男人了！」

其實不只是《灌籃高手》，周星馳的電影也是一樣的……

觸發心感受

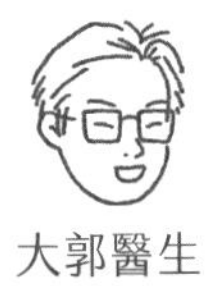

大郭醫生

以前看了會捧腹大笑的漫畫或電影，用不一樣的心情去看的時候反而掉下了眼淚，這表示你在不知不覺間開啟了感知的能力，用這些能力重新認識這個世界了。每個人的成長過程都是學習的過程：學習當父母的孩子、學習像父母一樣能撐起全世界、學習當孩子的父母。

我學弟跟他兒子差了三十歲，我和我兒子也差不多。事實上，我也曾經歷過我兒子現在的年紀，那時剛好是漫畫《灌籃高手》及周星馳電影最紅的時代。當時正值血氣方剛的我，幻想自己未來可以像流川楓那般帥氣想灌籃就灌籃，或是像少林足球裡的周星馳一腳踢破球門。待長大後再回頭去看這些作品，感受到的卻已變成歷經悲歡離合，看盡潮起潮落的中年男子及明知困難重重卻仍勇往直前的傻勁，即使贏得了全世界卻失去了最寶貴物品的落寞，有時又像《西遊記第 101 回之月光寶盒》裡的周星馳一樣，在過去與未來的時間穿梭中，從一個放蕩不羈的野猴子蛻變成至情至性的齊天大聖至尊寶，從笑鬧變成悲傷、最終以完整結束。不知不覺間，在夜深人靜的獨處時，眼淚就不爭氣地流下來了。

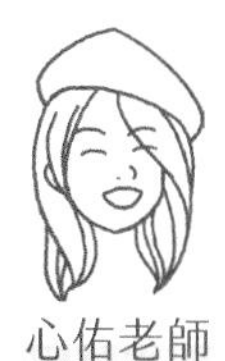
心佑老師

能夠有感而發地流淚代表仍然年輕啊！哪個小孩不是想哭就哭，青春少年少女哪個不是擁有善感的心呢？成年人失去感覺，覺得自己沒有難過的權利，感覺被無形的城牆給困住了。這些城牆的建造某些時候是需要的，如比賽或商業談判不被看清弱點，如媽媽被訓練為母則強。城牆本身沒有問題，只是不要忘了當初建造的目的，別忘了我們可以自由進出，遇見真情流露的自己。

情緒也是一樣，當感受太接近，近到融入像穿了一件情緒的衣服，穿久了就無感其存在。你是否有過這樣的經驗，當某人接近，你感到他散發的喜悅，另一個人走過來，他沈重煩悶的心情也像明顯的氣味，然而他本人卻不一定覺察到。有什麼方法可以像照鏡子一樣看見情緒衣服的穿搭呢？請看延伸練習。一枝筆加一張紙，你會拿筆就能畫的「情緒的線圖」。

笑一笑

某天我兒子問我：「把拔，有什麼工作可以讓我二十五歲就達到財富自由，然後就可以退休做自己想做的事啊？」

我聽完之後，想到自己過去三十年的青春，就回他：「兒子啊！你老爸我也想啊……可是我都做不到了，怎麼教你？」

等你找到答案的時候再來告訴我好嗎？

\ 延伸練習一 /

情緒的線圖

遊戲規則

畫面分成六格，每格畫一種情緒線條，注意一筆到底，且不能畫表情圖案或聯想（例如：開心想到花就畫花）。

請回想上次開心的感覺，開心的感覺如果變成一條線，可能長什麼樣子？一有開心的感覺就讓手上的筆動起來。

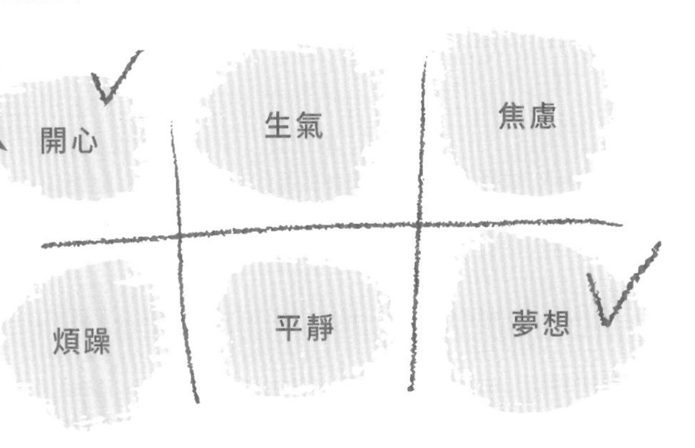

依此類推畫出①開心、②生氣、③焦慮、④煩躁、⑤平靜、⑥有夢想的感覺的一條線，標記起點和終點。畫完將你印象深刻的，跟好奇的打勾，優先觀察這兩種情緒。

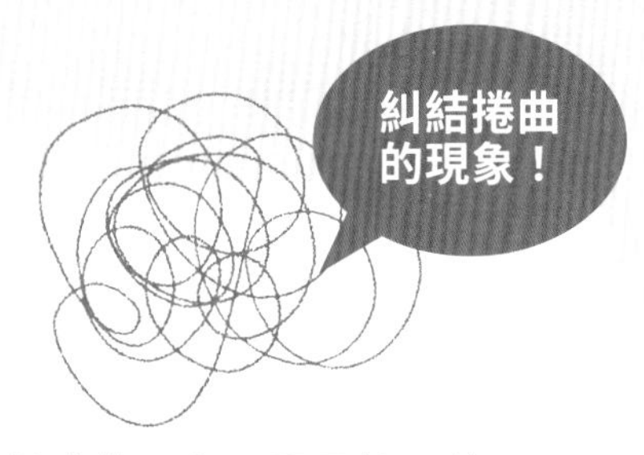

觀察重點

捲捲線代表情緒有糾結捲曲的現象，需要梳理放鬆；尖尖鋸齒狀的線代表有外放的傾向需要釋放。線條終點落在格子下半部，表示經過這個情緒活力會降低，相反的，落點在格子上方，精神較提升或亢奮。

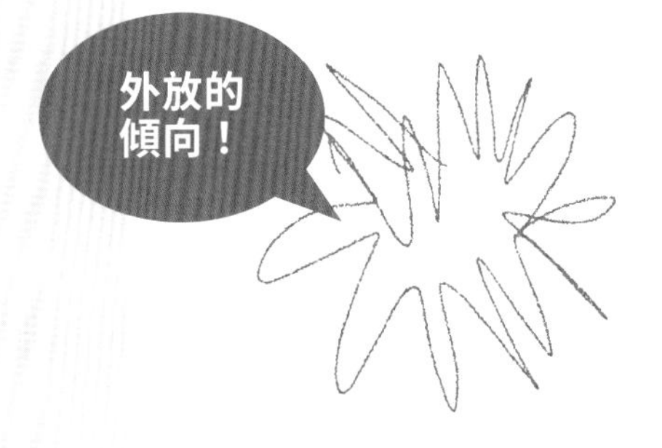

起點終點的活力狀態有點像玩電動角色的血，做某些活動會補血，某些動作血掉很快就得暫停打怪補充能量。藉此關照哪些情緒讓我們內耗，哪些情緒能補充元氣。

案例分享一

作者畫完後第一個感覺是：「我的情緒怎麼長得那麼可愛！」好像很熟又不太熟的朋友終於有機會聊聊。她說，「原來我的生氣和焦慮模式都一樣耶！」都有捲圈圈的線條在畫面右上兩格。對照生活，確實生氣焦慮會封閉自己、不理會任何人，最後莫名疲憊提不起勁。大家是否觀察到他生氣的線條終點是垂直落到格子下方，而焦慮的終點是捲進去漩渦？所以她焦慮會批判自己，自責為什麼又焦慮，產生惡性循環。

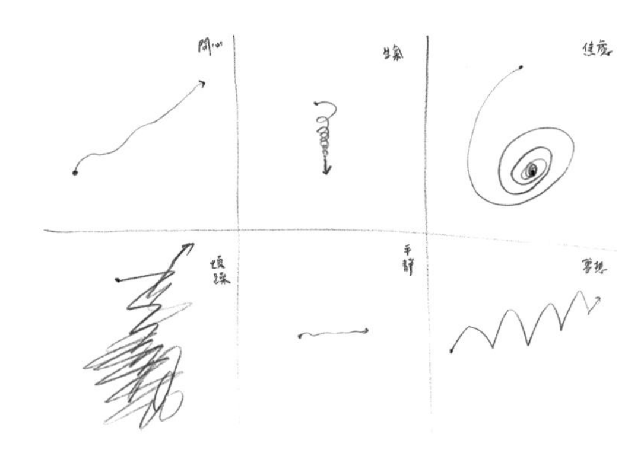

▪ 這張圖的情緒模式最內耗的是煩躁。

那現在看到了有什麼幫助嗎？請大家想像一下：假如你已看到台股未來的線圖，什麼時候會漲，什麼時候會跌，你會怎麼做呢？當然是低點先買進，不會等漲起來再買吧？同樣地既然看到焦慮的線圖走向，那就可以在還沒開始捲之前做不一樣的事情。我建議她：下次焦慮時觀察心情往下掉的開頭，那是一個調整情緒慣性的轉捩點。當慣性被阻斷、不再自動導航，你會發現情緒的走向「只是習慣」，而習慣是可以被轉變的，就像穿衣服的習慣而已。

這張圖的作者觀察線圖後，覺察工作的無力感更多來自心累，心累來自這兩種情緒的慣性，而不是以前認為的表達障礙；接受和理解自己心情的變化，生氣焦慮時不封閉自我，表達溝通自然變順暢。有好的溝通事情變順了心也就不累了！

案例分享二

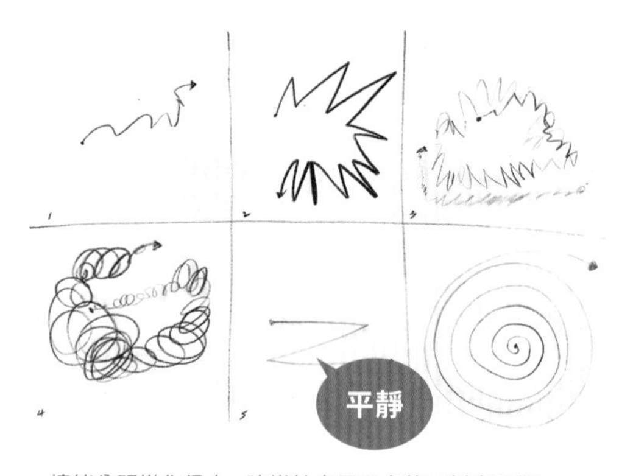

▪ 情緒分明變化很大，建議給自己更多的平靜來平衡。

\ 延伸練習二 /

春天的情緒

遊戲規則

春天適合活化感受與啟動新的可能，情緒線圖讓我們看見自己情緒的模式，接下來讓我們體驗探索未知，整合此刻的感覺吧！（色鉛筆蠟筆、水彩等皆可，彩色筆除外。）

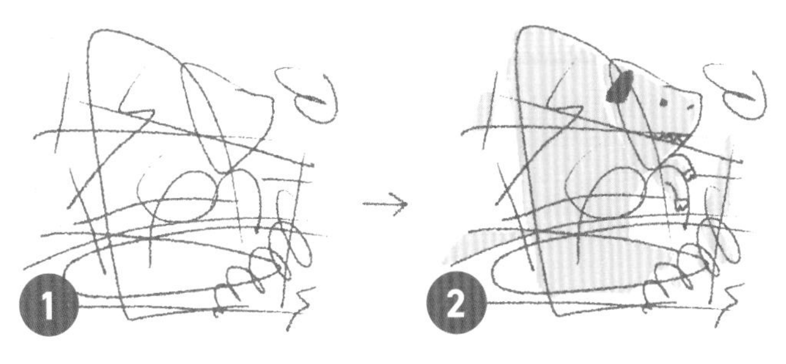

1 直覺快速的畫出：現在感覺的十至十五條線（畫的過癮就繼續畫，也不必管幾條線了）。

2 接著自由隨性的運用線條，加上你想加的顏色，把它變成一個完整的畫面。

案例分享

光看真的很難，想不出來可以畫成什麼。但心內畫不一定要「先想出來」再畫啊！腦袋空空就可以畫了，記得：我畫得都是對的，然後慢慢變成這樣的畫面，每走一步都很好玩，都不知道會畫出什麼！

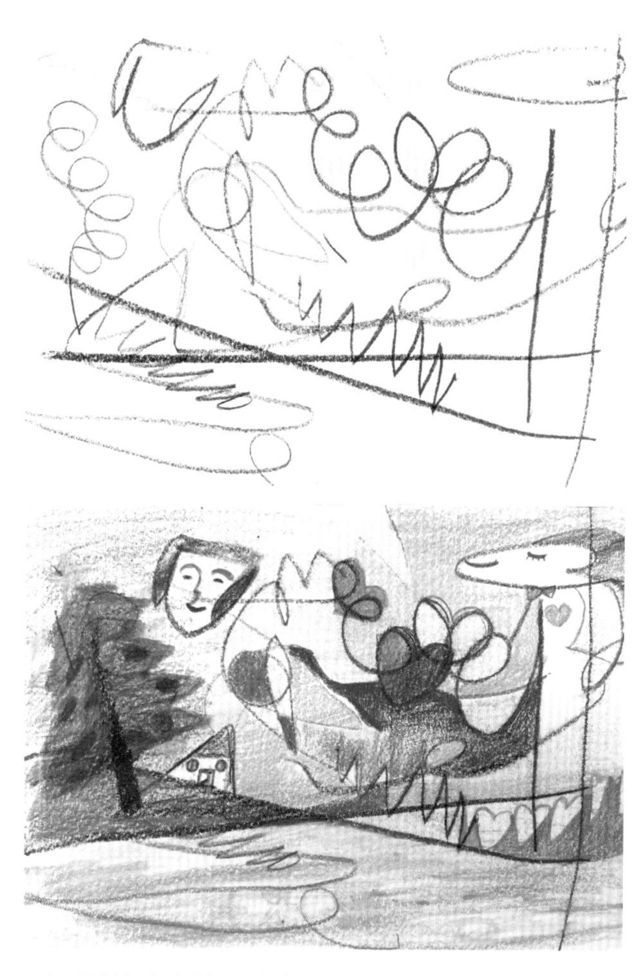

▪ 春天的情緒：探索未知遇見新的可能。

畫的時候「就只是畫」沒有雜念，越畫越多，好像還有另一個自己的意識，我唯一做的就是：不阻礙、不質疑，允許手跟著直覺走。畫面逐漸變成聖誕季節，「我在三角形小屋裡欣賞星星，天空反映內心興奮感恩又寧靜的圖像。畫完後有一股喜悅感，回頭看未整合前的十幾條線，覺察那時有點凌亂和急躁，沒有動手畫的我，完全無法想像第一張的線條會產生那兩個微笑人臉，煩躁中蘊含著喜悅等待被發現！」

這練習幫助培養探索未知的勇氣，信任總有新的可能。

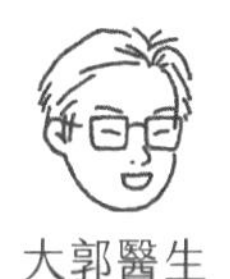

大郭醫生

從上述的練習與案例分享中，或許你已經慢慢體會什麼是春天的情緒了，你可以試著按照上述的方法寫出曾經令你難忘的經歷，以心佑老師的方法畫出屬於你自己的情緒線圖。心佑老師特別交代，大家不用完全贊同我們的說法，也不必照抄書裡的畫法，畫出屬於自己的線條，那才是真正的你；或許你還畫不出來，也沒關係，可以先看看下面這張圖，這是我經過心佑老師指導所畫出來的喔。我都可以了，各位一定也可以的！看完之後，我們繼續看下一個例子。

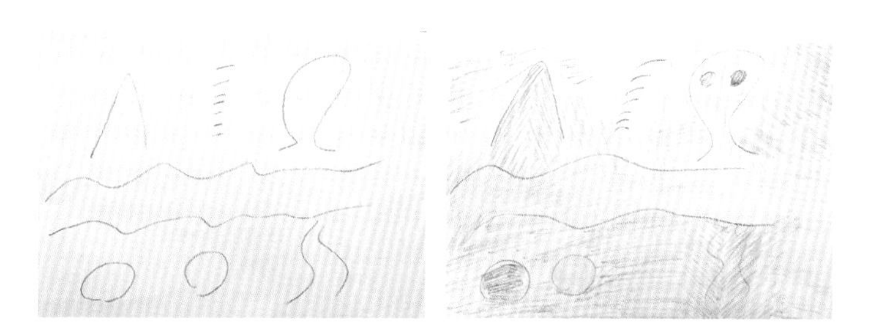

▪ 大郭醫生的畫，用此練習畫出的「過去與未來」。

2. 電腦斷層檢查的定價——

無解的話，那就自由發揮吧！

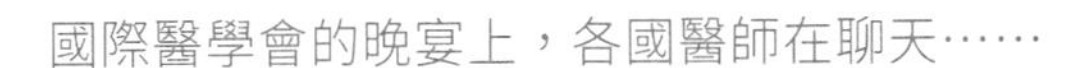

國際醫學會的晚宴上，各國醫師在聊天……

大陸醫生：你們台灣做一次電腦斷層檢查大約多少錢？

我：不是很清楚，大約四千元吧！

大陸醫生：台幣？

我：對啊！

大陸醫生：我們大陸也是，不過我們是用人民幣計價！

我：人民幣？

美國醫生：真巧，我們也是，不過我們是用美金！

（大家笑成一團。）

觸發心感受

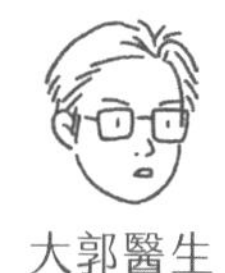

大郭醫生

這段對話對於在台灣行醫的醫生來說常常是心裡的痛，明明台灣醫生的專業能力不比其他國家的醫生差，為何待遇卻反應不出該有的水準？以前還可以安慰自己說，「美國就是比台灣貴啊！」後來發現連中國大陸的醫療費用都比台灣高，真是情何以堪？最近聽到一首五月天的歌〈知足〉，「笑著哭最痛」，完美詮釋了春天這種五味雜陳的心情。

同樣一篇文章在心佑老師看完之後又有什麼不同的感觸呢？讓我們看下去吧！

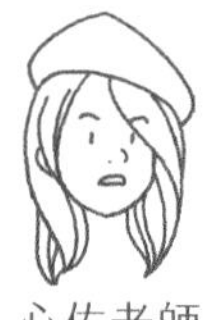

心佑老師

首先想到，原來斷層掃描要四千元，雖然家人追蹤病情三個月照一次 ，但都是健保給付我不知道自費價格，看到其他國家才驚訝台灣便宜這麼多！不過聽完大郭醫師的心情，我也變得五味雜陳了！所謂的正常原來只是習以為常。久了就變成合理，在生活中是否也存在呢？價格因地制宜，價值更是因人而異，標準在心中的一把尺。哪天健保不給付了我願意付多少自費呢？我想，需要的話，不管多少還是會照的。

每個人心中的尺不同，正常與合理的標準何在？如果答案分秒在變或根本沒有答案呢？無解的話，那就自由發揮吧！這是我用藝術的思考法面對問題的態度，藝術的世界從來不存在解答。

藝術鼓勵跳脫框架，找到自己的答案！感受的本質也是如此，你覺得難過就是難過，沒有「跟人家比我不應該難過」；你覺得開心就是開心，沒有「這樣開心很奇怪」，生命也是如此，正在讀這本書的你，跟藝術品一樣都是獨一無二的存在。所以，你畫的都是對的！當你做延伸練習時請記得，全世界沒有第二隻手，可以畫出你正在畫的東西。

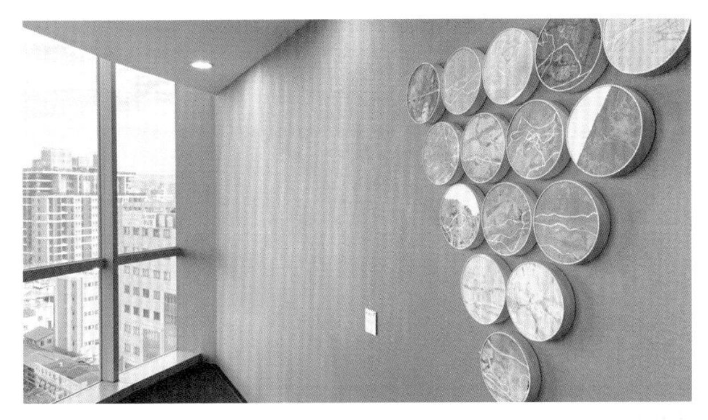

▪ 自由組合每一個點，找到當下的「正向」觀點。大象藝術創辦人鍾經新於臺中公園智選假日飯店策展公共藝術，張若綺作品「翼動之刻系列 39-44」。照片：大象藝術空間館提供。

當代藝術突破既定框架，鼓勵觀者參與作品的創作歷程。例如：藝術家張若綺的作品總是圓形，而且正面都沒簽名（如前頁圖）。圓形象徵點線面裡面的點，「未定方向」就是創造一個沒有標準答案的狀態。自由組合每一個點，找到當下的「正向」觀點，每次的視覺景象，都是藝術家與觀者和空間環境共同的孕育。

\ 延伸練習 /

自由書寫十分鐘

寫完 10 分鐘之後
再唸出來給自己聽

遊戲規則

從「我記得」三個字開始，一直寫不要停，不要回頭看寫了什麼。有任何念頭都寫下來，包括我不知道寫什麼，像水龍頭打開讓字從筆尖流出來就好。

體驗未定方向的直覺書寫，釋放紛雜念想，練習跟自己在一起，聆聽自己的心情。

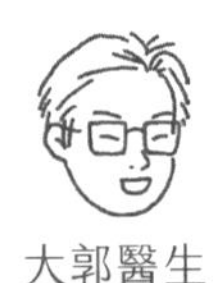

大郭醫生

廣義來說，醫術也是藝術的一種，只是醫術在健保的框架下被訂了標準價格，而且四千元不是全部都算醫生的酬勞，醫師真正拿到的不到一千元喔！不同人看同一篇文章會有不同的重點與結論是很正常的，也會產生不同的答案，都沒有錯，都是獨一無二的存在！所以，就像心佑老師說的，春天我們要跳脫框架和自由發揮，才有機會找到另一個更適合自己的答案。那該如何自由發揮呢？請繼續看下去。

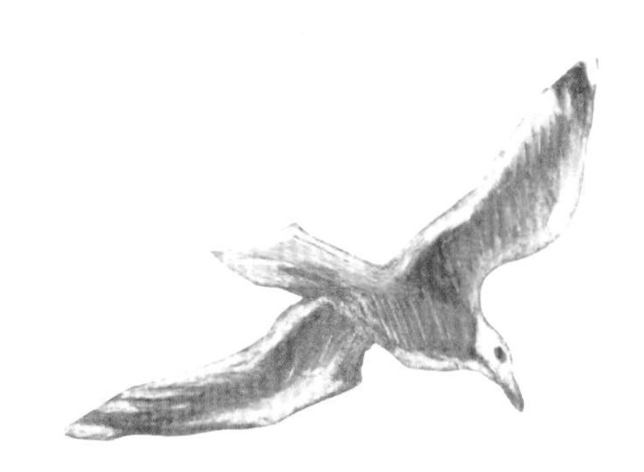

3. 完了——

世界因為有你而有不同！

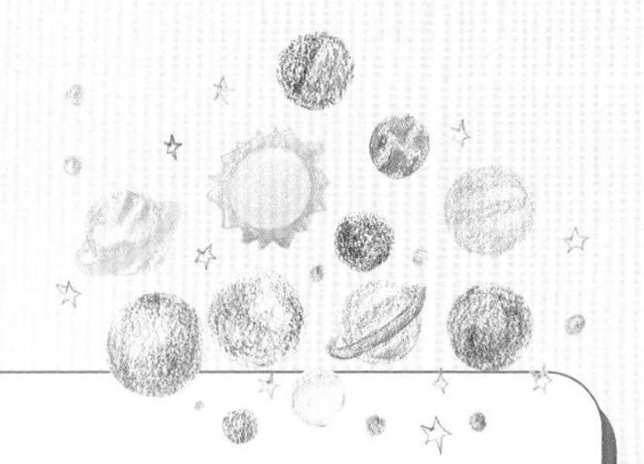

朋友甲：完了，這樣停工下去是不行的……

朋友乙：怎麼了？錢不夠用嗎？

朋友甲：不是的，是繼續停工下去，我的老闆就會發現公司有我沒我都沒差別了……

朋友乙：那我更慘……

朋友甲：怎麼會？

朋友乙：再繼續停工下去，老闆就會發現公司沒有我更好了……

我：好慘喔 ……（我是說你們的公司）

觸發心感受

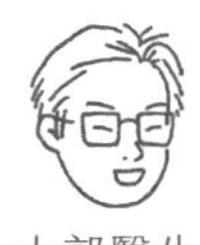

大郭醫生

看完以後有什麼心得？很好笑吧？盡情地發揮春天的想像力吧！（不過，我覺得那間公司的老闆真的好慘，底下的員工不是擔心老闆和公司撐不下去，而是擔心被公司發現自己太混了……）

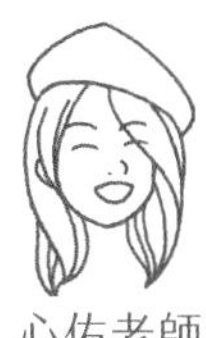

心佑老師

有句話說：世界少了你也不會停止轉動。常被用來勸誡太有責任心的人——別把自己看得太重。我覺得，轉不轉並非重點而是轉的方式不一樣，世界因為有你而有不同。教書時請假離開導師班，當媽的時候一個人旅行都讓我明白——自己能為身邊的人帶來什麼影響。

還有一個印象深刻的故事：一位年輕設計師說，他在前公司是出名的白目直言，所有人常聚集起來討論、反駁他的提案，結果他離職後，大家失去了共同目標和話題。前同事跟他抱怨，你走了我們像一盤散沙，他發現自己是逆向助攻，幫助其他設計師發想更有創意的專案，難怪老闆一直不肯放他走。

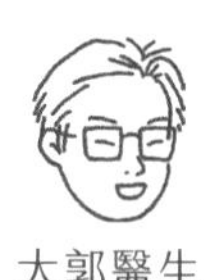

大郭醫生

心佑老師的故事讓我想起，過去我曾向主管（是哪一位我就不透露了，打死我也不會說！）抱怨某位同仁個性、情緒管理不佳，經常搬弄是非，造成同事間產生嫌隙。沒想到主管卻回答，「我知道！留下該位同事是有原因的：只要部門出錯，都可以推說是她造成的！」我聽完後發愣了好一陣子……。為什麼我會回想起這件事呢？因為這個答案完全不在我的框架內，完全突破我的慣性，實在太春天了！

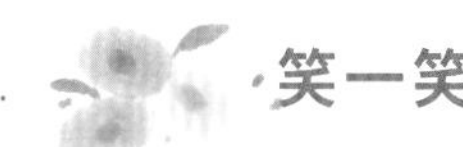

笑一笑

死心塌地

老闆：你有把握讓客戶對我們公司死心塌地嗎？

員工：我有把握完成其中的一半。

老闆：嗯，那是哪一半？（滿意）

員工：「死心」。

老闆：……

\ 延伸練習 /

左手作畫

體驗突破慣性，並非鍛練左手做右手的事，而是透過左手喚醒右手的感知和信心，同時思考：那些沒有用的弱點真的對整體完全沒幫助嗎？

遊戲規則

將畫面分成 20 格，用左手畫出以下題目：三角形和方形／一朵花／樹和盪鞦韆／一片葉子和三隻毛毛蟲／男孩拿著三顆氣球／女人／下午茶／恐龍／記憶中最美的城市／捕網和蝴蝶／你家的水槽／蝸牛和他的朋友／兩個打架的人／新冠病毒／拖鞋打蟑螂／浪漫晚餐／雞腿便當／最美的自己／你的夢想／自訂。

分成 20 格，
開始作畫！

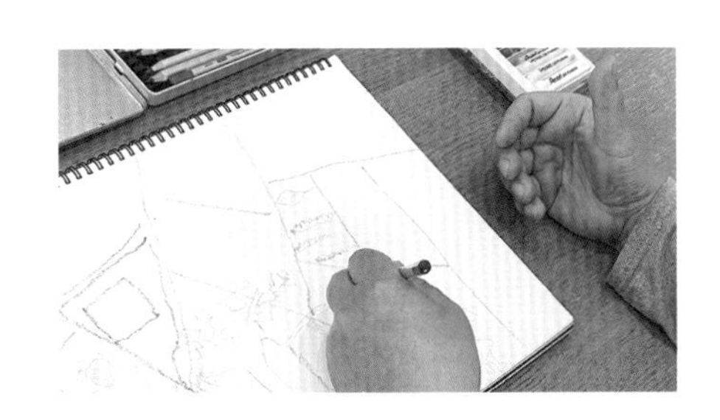

▪ 左手作畫同時觀察右手的狀態。

案例分享

「左手手指用力抓筆，右手不習慣被晾在旁邊也在使力，很挫折！右手想一把搶過來畫。」有些人可以很放鬆，反正用左手畫不好也是正常，欣賞左手畫的像幼兒一樣可愛，敢畫就已經值得鼓勵了；但有些人較難接受不能掌控的感覺。不管你出現什麼感覺都很好，重要的是過程的覺察。

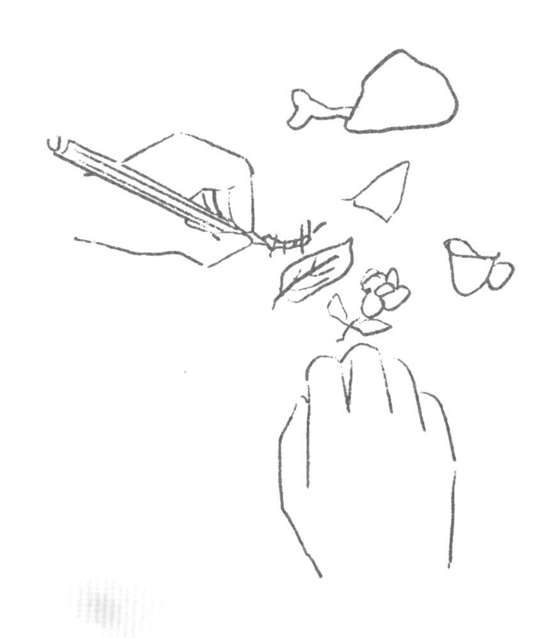

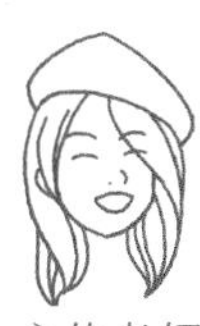

心佑老師

如果左手一點用都沒有，為什麼人要有左手？為什麼上帝不把左手生的小一點？每個人都有弱點，每個班級都有倒數第一名的學生，這些不被肯定的點，有時候卻對整體有很大的幫助。「容易忘記事情」似乎是一個缺點，但到某個年紀，能夠忘記不舒服的事情，也是很好的能力。畫畫裡有一種「畫過頭」的陷阱，細節都畫的一清二楚結果匠氣了。大師們厲害的不是下筆，而是懂得何時停筆，保持畫面的留白，虛實之間這無用之用卻是大用。讓我們也嘗試運用自己的「無用」之處吧！

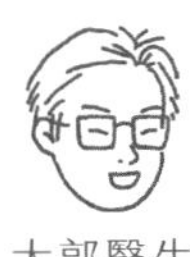

大郭醫生

讀到心佑老師說，透過左手來喚醒對右手的感知力和信心並接受自己看似沒用的缺點時，我突然聯想到，我們平時都習慣慣性思考，以至於常只看到事物的表面而忽略其內在意涵，也常只使用自己具優勢的能力而逐漸弱化了不具優勢的能力。不夠認識自己的情緒或許也是相同的道理，日常生活中建構的城牆讓我們忽略了要照顧自己的情緒，使得情緒感知力漸漸被弱化，取而代之的是：誤以為情緒就是全部的我，導致情緒主導了判斷力，例如下面這個故事。

4. 門診——

感覺像一個想跟你說話的小孩！

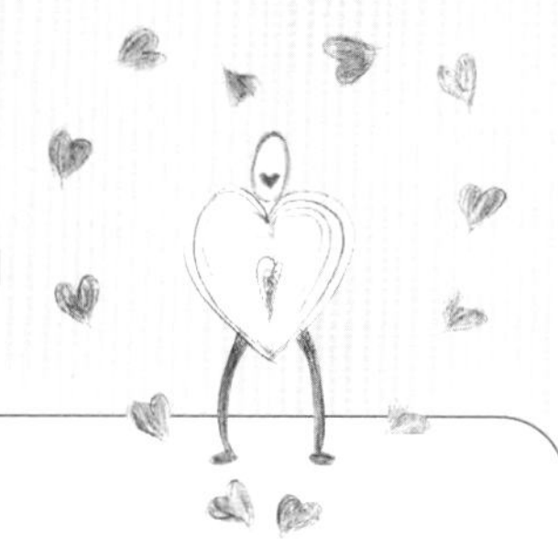

病人：郭醫師，能不能開安眠藥給我？我都睡不著，很難受吶！

我：我問你，昨天晚上有地震，你知道嗎？

病人：地震？有嗎？我怎麼都沒感覺？

我：那你應該睡得很好，不需要安眠藥才對！

（需要的人可能是我……整個早上昏昏沈沈……）

觸發心感受

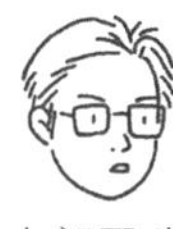

大郭醫生

我常常在門診遇到病人抱怨睡不著，要求開立安眠藥。有時候，我只聽到病患陳述的表面事實而忽略探究其內在的原因，就順著病人的要求直接開立處方。我心想，「開個藥而已，再簡單不過了！」直到有一次，患者的枕邊人跟我說，他睡到打呼，哪有睡不著？該吃藥的是被打呼聲吵到睡不好的她才對。

我才驚覺藥物能解決的都是小事，藥物無法解決的才是大事！原來我和病患間早已關閉了感知的大門，於是我開始思考到底病患是不是真的失眠？怎麼做才能確實評估病人需不需要吃安眠藥？然後就有了這篇詼諧的對話，同時將病人轉診至身心科評估。那麼心佑老師又從這篇對話中讀出什麼情緒呢？

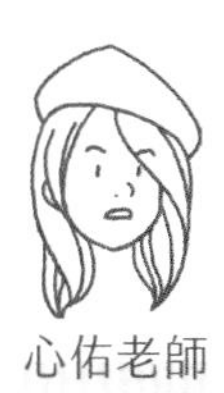

心佑老師

這讓我想到，有次學員約個別課情緒非常滿，她訴說事件時我引導她畫出感覺，當色彩與畫面慢慢接近完成，事情如何處理的靈感也出現了。常常得到回應是：本來很焦慮的，畫出來、說出來後，好像也沒什麼了。

不管是身體或心理的感覺，我們聽到時可以回應：好！我知道了，我聽到你的聲音了。有時候光是這樣，心就靜下來了。感覺，像一個想跟你說話的小孩，想有人「在」就好，那是一種安心與陪伴的需求。

門診對話短短的，卻把醫師和病人自然的互動傳遞出來，像朋友間的語氣。沒有特別安撫，只是如實地傾聽與表達，我每次讀都彷彿看到診間暖暖的陽光。不知各位讀者是否有跟我一樣的的感覺呢？

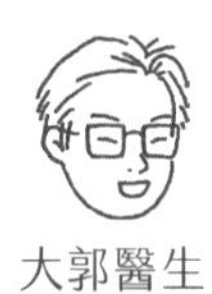

大郭醫生

謝謝心佑老師。自從打開感知的大門後，我開始可以走出城牆去認識不曾體會的感官新世界，還有自己（城牆是還在的，只是大門打開而已）。我現在知道病人跟我抱怨睡不好，關鍵不在「睡不好」，而在什麼原因讓他覺得睡不好？或是明明有睡著，醒來卻好像沒睡過一般疲憊。心理上無法透過睡眠和安眠藥獲得解決的累才是他真正想表達的訴求，需要我們用感知力聽出來，可以怎麼做？從日常生活的談話做起吧！

\ 延伸練習 /

日常與他人對話

記錄日常與他人的對話，兩三句話也可以，並寫下你的感覺，和你覺得對方真正想表達的。

5. 愛快羅密歐——

回到初衷，養成照顧自己的習慣

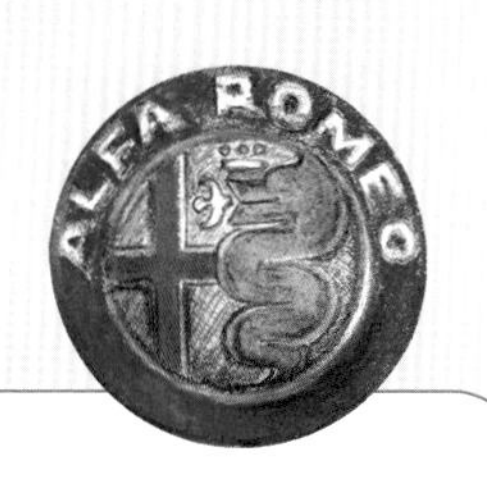

（颱風天晚上）

我：我去倒廚餘。

老三 2： 我也要去。

老婆：不行，外面風大，危險。

老三 2：可是我想去……

我：我帶他去吧，走地下停車場過去，不會淋雨的。

（到地下室）

我：哇！寶貝，趕快過來看，這是什麼牌子的？

老三 2：嗯……嗯……我不知道……

我：來，我教你，這是愛—快—羅—密—歐！

老三 2：愛—快—磨———磨。

我：這個……不對！再一次，愛—快—

老三 2：愛—快—

我：羅 — 密 — 歐！

老三 2：羅 — 密 — 歐！

我：對了！來，愛快羅密歐！

老三 2：愛快摸一摸！

我：……走吧！倒廚餘吧……

好難……

註：老三 2 歲時發生的故事。

觸發心感受

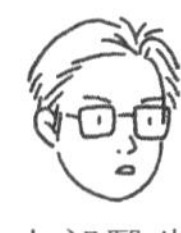

大郭醫生

這是我家老三在二歲時發生的趣事，因為我和太太當時都很忙，所以老三從出生到二歲前都托育給二十四小時的保母照顧；直到後來我們發現他的語言表達能力嚴重落後，才知道保母只是確保他不會受傷而已，平常並不會跟他說話。我們驚覺這樣下去不行，必須回到初衷，就算再忙也不應讓父母陪伴的角色被取代，於是就解除僱傭合約由自己親自來教。

不說話是表面看到的現象，用感知力去觀察才能找出真正的原因。一開始的學習很辛苦，但是不要忘記每一個孩子都像春天所代表的新生命，天生自帶超強的學習力。後來半年的時間，老三每天在家跟哥哥們吵架，為了吵贏語言能力就追上來了。吵贏的動力比什麼都有效，現在感情好得很！

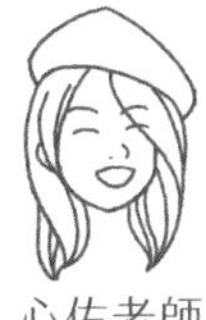

心佑老師

看到這段對話很感動，孩子小的時候就是這樣一個字、一個詞慢慢教，很多雞同鴨講才學會母語的，可惜我們沒有像大郭醫師一樣記錄這些對話。學語言不外乎多講多練習，而比這個更重要其實是動力。生活有時走到了感受旅程的春天，百花齊放眾多活動你都不想錯過，選擇障礙難免迷茫。這時不妨問問自己一開始的動機是什麼？什麼驅使你走到這裡？回到初衷做決定就容易了。

接下來將介紹一個用畫畫來做情緒排毒的練習，用畫畫洗情緒的澡，做自我關照的 spa。

\ 延伸練習 /

十分鐘情緒排毒 SPA

大家每天都會洗澡，但是多久洗一次情緒的澡呢？有的人久久才洗一次，可能透過閱讀、運動、向人傾訴，或美食、購物、旅遊⋯⋯，還有人幾乎沒有定期清理的習慣，累積的壓力影響內在運作，就像手機容量過載，再強的系統也會當機。這個情緒排毒 SPA 先淨化再滋潤，最後回到當下穩定的力量。有啟動也有收功，非常適合藝術療癒的新手們，每日保養自己。

準備好一個十分鐘不被打擾的空間，A4 左右的紙和色鉛筆或蠟筆，記得：「你畫的都是對的」就可以開始囉！

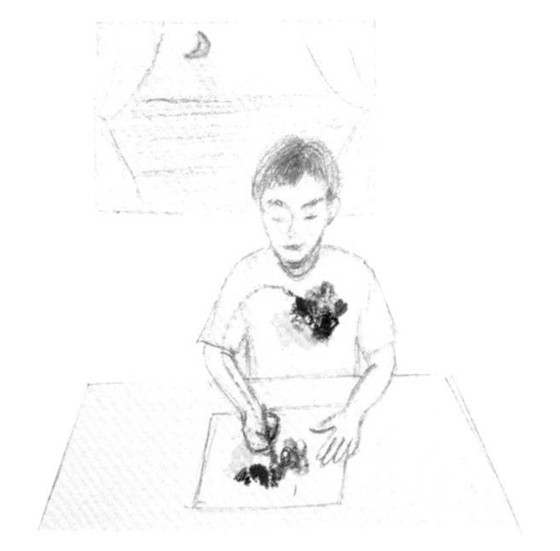

遊戲規則

1 前三分鐘——不怎麼開心的時刻

回想今天不怎麼開心的時候，感受心情像什麼顏色，邊感受就開始動筆。全然的讓筆在紙上隨性遊走釋放。畫完做個深呼吸，慢慢吐氣。

2 中間四分鐘——喜悅或感恩的時刻

回想今天遇到了什麼人事物或某個時刻，有喜悅或感恩的感覺，只有一點點也可以。選擇一個顏色開始動筆持續四分鐘。畫完後祝福自己與你想到的人，微笑、動動你的臉。

3 最後三分鐘——回到此刻

閉上眼做個深呼吸，感受現在身體的感覺，連結當下的心情開始在紙上畫三分鐘。畫完幫這張畫取個名字，這是你今天心情的總和，接受這生命中獨特的一天。建議至少持續畫五天，再回顧這段時間的情緒排毒，觀察變化。

案例分享

下面這位學員連續五天都畫身體，原來身體有壓力的部位這麼多， 每次一被畫出來後就舒服一些，思緒也較清晰。

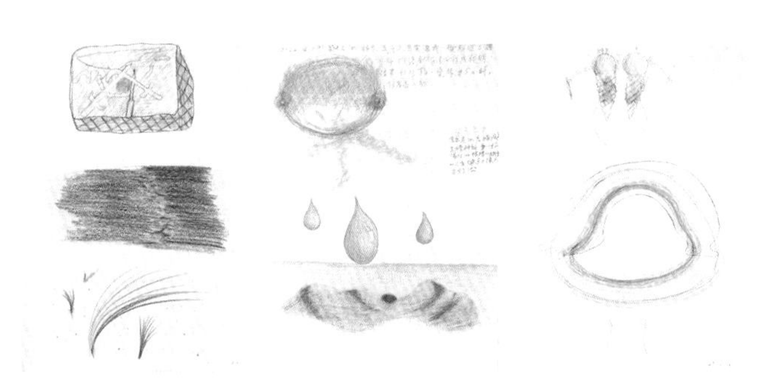

▪ 髖關節卡卡。　▪ 省思：言行。　▪ 腰痠痛。

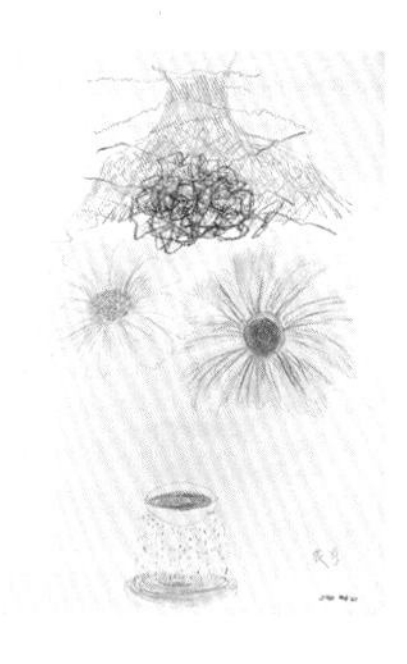

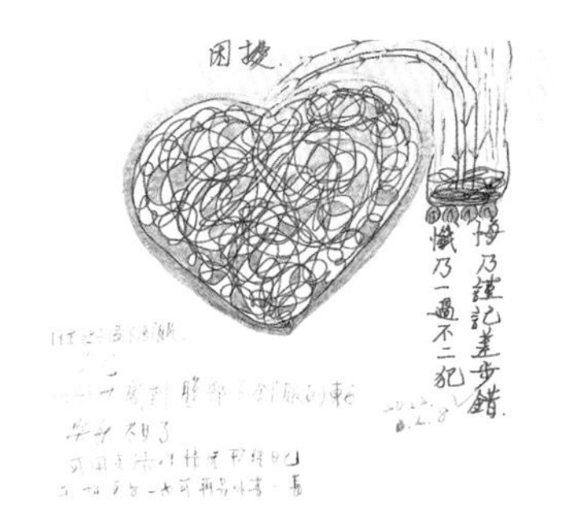

▪ 肩頸心臟悶痛。　▪ 胃不適。　（駱慧珠的畫畫情緒排毒紀錄。）

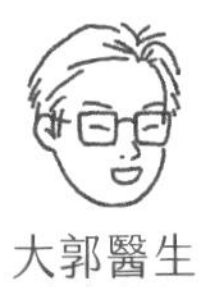

大郭醫生

不行、不行，再讓心佑老師繼續教如何情緒排毒下去，醫生會沒飯吃，我都要失業了。我們先停住，來看其他例子吧！

笑一笑

打桌球

（晚上）

老婆：兒子找我去打桌球

我：好啊！兒子，我教你怎麼打……很難學喔！

老大$_{10}$：好啊，怎麼打？

我：記住！無論怎麼樣……絕對不能贏！

老大$_{10}$：啊……？

我：對，不然沒飯吃！

老大$_{10}$：（點頭）懂了！

乖兒子～

6. 讀英文——

當作出去玩！

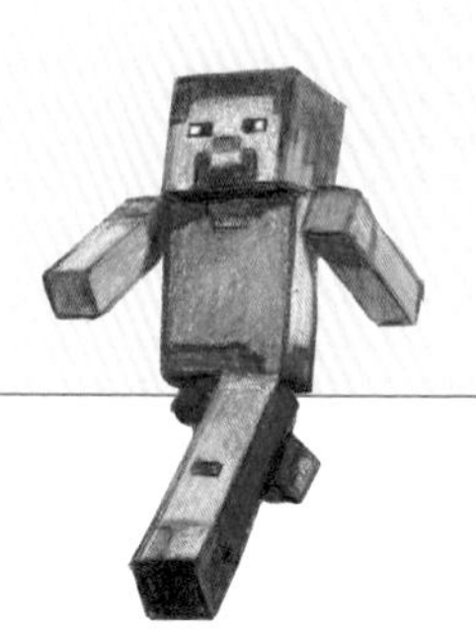

我：你功課做完了嗎？

老大 12：做完啦！

我：那……你想不想玩 minecraft ？

老大 12：想！想！當然想！

我：好，那你教底迪（弟弟）讀英文，我讓你玩 20 分鐘，好不好？

老大12：好啊！反正我順便把以前沒學好的英文重新學一遍，還可以玩 minecraft，賺到了！

(你……真的不一樣了……)

PS. 有懶惰的父母才會有勤勞的小孩。

註：老大 12 歲時發生的故事。

觸發心感受

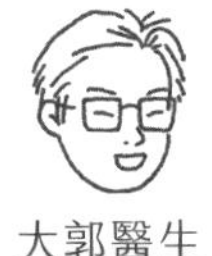

大郭醫生

我常常說，把學習當作玩就會很有趣、學很快，很有成就感。孩子吵架很正常，吵架可以是一種學習，也就可以是一種玩。孩子之間會吵架、大人之間又何嘗不是？差別在於，孩子吵完架後立刻像沒事一樣玩在一起，就像春天快速變化的天氣一樣；大人之間吵完架後常常就不相往來了。

我們可以試著向孩子們學習，把封住情緒的城牆打開，用春天的角度來看待吵架這件事，能不能化吵架為感情很重要，思維變了，結果就變了。讓吵架變成互相認識彼此並一起成長的動力，可以從平常觀察他們最喜歡的事物來找交集。當他們找到原來做這件事可以雙贏的時候，不用強迫也自然會主動去完成而且不會打壞感情。根據我的經驗，電動玩具很有用，反正我也愛玩！

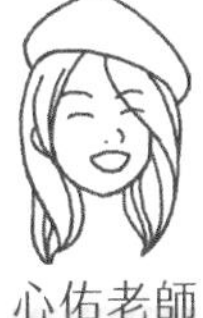

心佑老師

之前聽大郭醫師說，職場上看似苦差事的你就跟自己說「當作出去玩」。我覺得這是雙贏的關鍵。帶著玩的心情並不會讓人不認真，反而能放下得失心盡力做而不強求，結果卻常常出乎意料的順利，就像我們寫這本書一開始也是因為覺得有意思，這件事好像很好玩哦！

本書的延伸練習請大家千萬不要太認真啊！保持遊戲的心情是最重要的！隨意翻閱跳過練習都很好，別在意有沒有好好畫，相反的，留意自己有沒有太嚴肅太認真了？抱著玩玩看的心情做練習就好了。我的老師 Meera Hashimoto 教我們對著自己的畫跳舞慶賀，不為了結果只因為創作本身就值得慶祝（生活也是你的創作）；又教我們把自己的畫揉起來互相丟著玩，只因為「你比畫還重要」你才是一切的源頭！有時候在艱難的生活中「就是需要找個理由或說法」對自己說你很棒！一切都好！畢竟當大人的我們，大多數認真太久了。

\ 延伸練習 /

慶祝與分享

這個禮拜找件事情慶祝一下並與人分享，找不到理由就隨意找個，例如：天氣很好，找到停車位之類的。

7. 切梨子——

找回新鮮的眼光

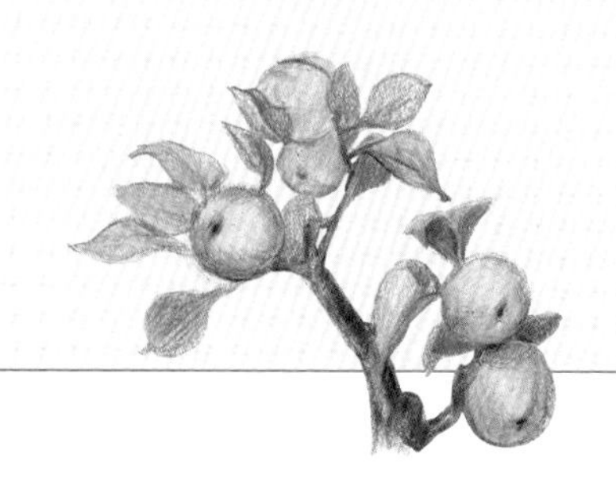

老婆：小孩們，你們趕快出來看把拔第一次切梨子。

老大 13：哈哈哈……

我：很成功啊！

老婆：很成功？你說梨子切成這樣叫做很成功？

我：是很成功啊！妳看，我的手還留著啊～

老二 10：哈哈哈……

老三 7：哈哈哈哈哈哈……

老大 13：哈哈哈哈哈哈哈哈哈……

我：（瞪）你們……可以再笑大聲一點……

哈哈哈哈哈哈……哈哈哈哈哈哈哈哈哈……

（這些人真不給面子！）

註：老大 13 歲，老二 10 歲，老三 7 歲時發生的故事。

觸發心感受

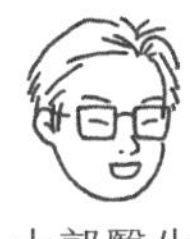

大郭醫生

春天代表著新的開始，每個人都有第一次需要學習，我第一次學習切水果給家人吃，對完整的水果沒什麼印象。以前都是媽媽和老婆切好的，我沒切到手就算成功了。你們可以再笑大聲一點，不用客氣，我的自尊心承受得了……我受不了的時候會去找心佑老師，請她教我畫畫的。

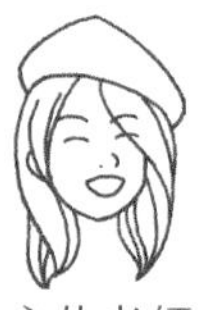

心佑老師

這盤梨子喚醒了我塵封已久的記憶，沒錯，這是第一次切水果的感覺！該切的都有切到，不該切的也沒切到，卻處處流露著人與水果深刻互動的痕跡！可以感覺到這顆梨子被一種新鮮的眼光來看待。各位讀者，我們來做個小實驗，想像眼前有另一盤餐廳切好的梨子，刀工俐落均勻工整的擺盤。請問你在那盤梨子裡感覺的到「人」嗎？再回來看照片這盤，立刻就覺得它可愛多了吧！學習新事物需要摸索，也許不盡理想卻是最珍貴的歷程。我帶人們閉眼畫畫做生命回溯的時候，許多人心裡的「黃金年代」都是剛出社會的自己，或者首次離家的大學時期，首次創業的自己，常見的原因是：「喜歡那時的勇敢，開放面對挑戰全力以赴」，次要原因是：「喜歡那時有志同道合的夥伴，會吵架也會鼓勵一起成長」。可見人的潛意識都很珍視勇於嘗試無所畏懼的自己。持續保有新鮮的眼光，對人，對物，對事，很不簡單也很珍貴！做沒做過的事是讓感受甦醒的好方法，邀請大家試試看以下的延伸練習。

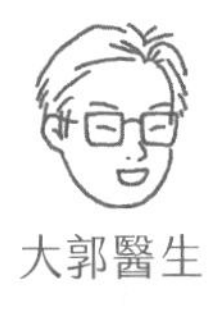

大郭醫生

心佑老師，妳現在可以教我畫畫嗎……？

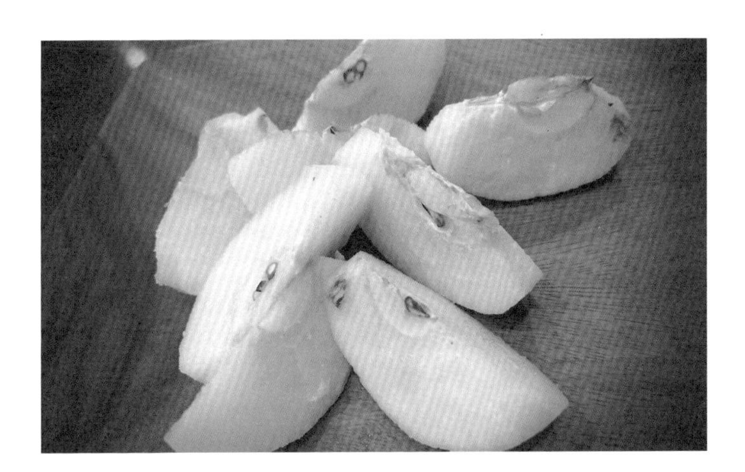

▪ 把拔（大郭醫師）第一次切的梨子。

\ 延伸練習一 /

切水果的一百種可能

募集非典型切水果的創作，
歡迎與我們分享。

對話對畫 FB 社團

\ 延伸練習二 /

導航小遊戲

體驗換位思考與增進信任感。

遊戲規則

兩人一組，在空白紙畫一個手掌大小的星星形狀。

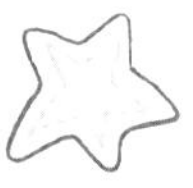
再畫一個同樣形狀的外框。

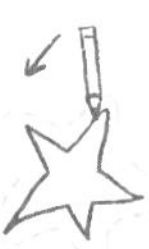
一人拿著鉛筆閉上眼睛聽另一人的導航，用筆走在星星軌道裡，不能碰到線（想像線有電不能觸電）偏離軌道就修正回來繼續走直到走回原點。另一人可以用任何方法導航。

接著交換角色由原本導航的人走一次。遊戲後分享過程的心情。建議可以找不同對象來體驗，更能感受表達與溝通的各種可能。

8. 十年後 ——

Mind the gap！

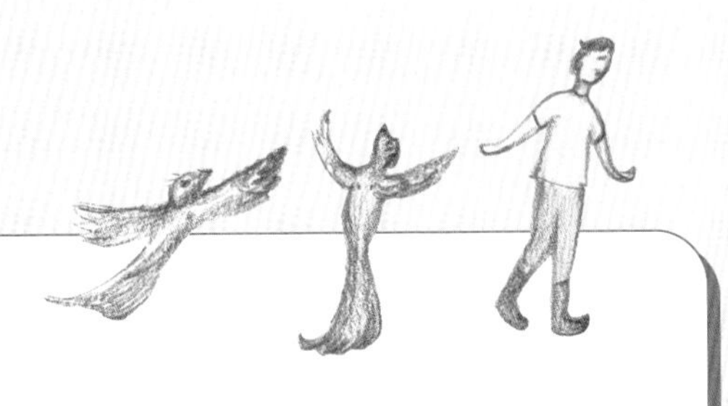

老婆：誒！

我：嗯，什麼事？

老婆：男人好像過了一個年紀都會變得很怪……

我：嗯……也許吧……

老婆：那你再十年後 ... 會不會也變得很怪？

我：我？不會！

老婆：真的不會？

我：當然！因為……不用十年！

觸發心感受

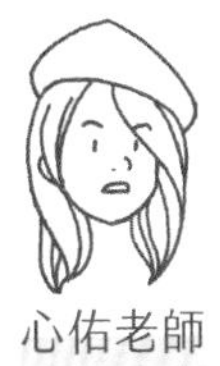

心佑老師

看完這一篇我在想，什麼是很怪的人？滿臉鬍鬚穿得像流浪漢的人？這也不奇怪啊，我身邊很多藝術家就長這樣。

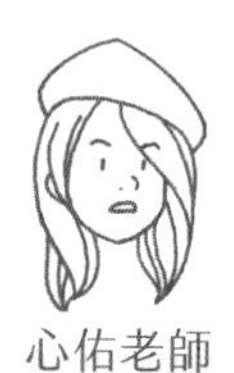

心佑老師

後來浮現出來一個念頭：我覺得……你們夫妻在我的世界裡就有點怪耶！

大郭醫師的老婆是我國中同學，功課名列前茅，有次同學們數學都不及格只有她滿分！我確實覺得怎麼有這種人？好奇怪。後來知道大郭醫師是放射腫瘤科醫師，也對於會選擇這一科覺得很奇怪，尤其是家人罹癌讓我見識到癌細胞的恐怖，誰會想整天與難纏的癌細胞打交道？

或許很多的「怪」出自於不了解。過去拍紀錄片的經驗告訴我，當你覺得某人怪的時候，嘗試去了解問問本人「為什麼？」就會發現其實每個人都不怪。每個人都像一本書，都有自己奇怪的故事。

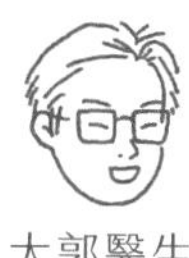

大郭醫生

我必須澄清一下，名列前茅的只有我老婆，與我無關。她的腦袋如果扳開來看，應該可以看到好幾台電腦主機彼此互相串連，再搭配低軌衛星串聯全球網路，最後灌了一套功能超強的人工智慧管理分類系統，負責歸納和儲存大大小小的檔案。像我這種單機單核心，一次只能做一件事，又沒有配備網路卡的電腦主機，是完全無法理解不同次元的處理架構的。

有人說，男人會比女人更晚成熟，這句話錯了。依我看，男人根本沒有成熟的那一天！每個男人的心中永遠都住著一個小男孩，即使經過多年的歲月侵蝕，頭髮白了，皺紋多了，啤酒肚也出現了，那個小男孩一直都在，而且沒有長大的跡象。內在與外在的不協調或許就是「怪」的主因，不要說另一半不懂、覺得怪，可能連他自己都沒發覺呢！這時候就要靠心佑老師的畫畫來找尋自己心中那個小男孩了。

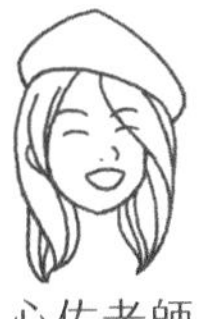

心佑老師

你的回應讓我想到月台廣播「Mind the gap」！內在與外在的不協調就像某種 gap 存在著，而藝術療癒藉由畫畫搭起一座橋樑，讓小男孩的世界有機會被身為大人的自己看見。看見男孩的內心要做什麼呢？

第一，至少看見月台間隙就不會踩空跌倒了，不會在某些時候被內在的風暴襲擊而不自知。第二，我相信男人有自己的方式跟男孩對話，看見就能對話，適當的滿足內在小孩的渴望。一段時間後內外的縫隙有機會慢慢融合……

大郭醫師提到的這種「違和感」也是現代藝術探索與表現的主題，我們都是大人也同時都是小孩！可以肯定的是：在藝術療癒的畫畫裡你不需要身兼兩者，只要盡情的釋放心裡那個未被規範制約的孩童，他能連結到內在的創造源頭，允許他帶領著你放下標準答案，保持好奇心，我們就能從中發掘自我潛能，進而將創造的意識帶入生活，活出自己的風采。

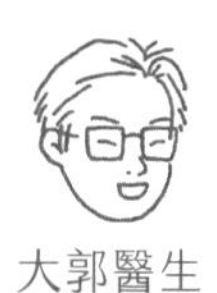
大郭醫生

《Mind the gap》是二〇一三年隨身碟大廠 Kingston 所製作的一集廣告，各位可在 youtube 裡面輸入關鍵字找到它，很棒的廣告喔！

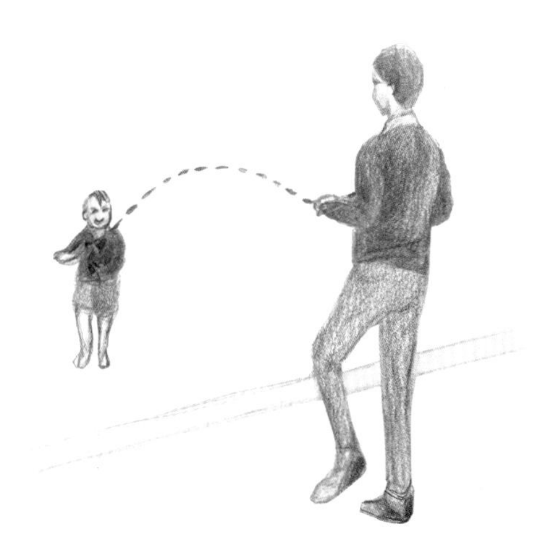

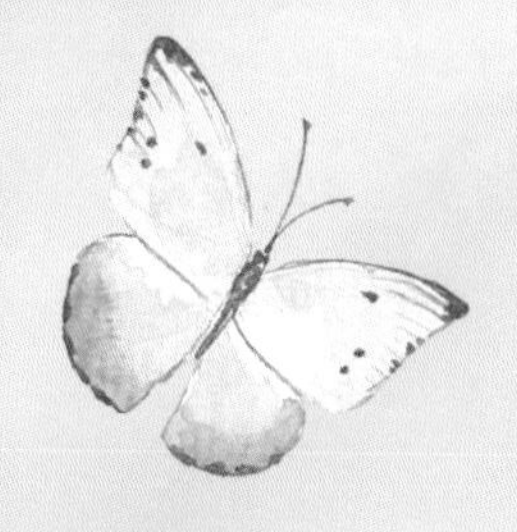

PART 2

夏季

感受流動、連結、承續

與感受的表達

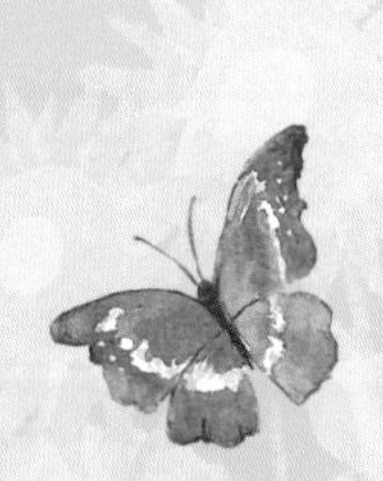

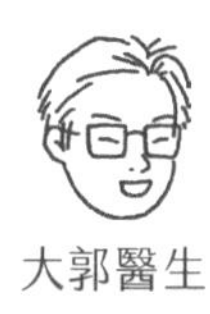

大郭醫生

在體驗完春天給我們的感覺之後，接下來要大家分享的是夏天。什麼是夏天呢？相信大家跟我的第一印象都一樣，就是熱、非常熱、熱到受不了；還有大大的太陽，想到海邊游泳，最好再來一碗冰。沒錯！這就是充滿熱情的夏天。對應到我們的心情又是怎樣呢？我們再請心佑老師來跟我們分享吧！

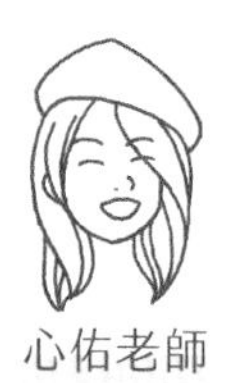

心佑老師

夏天有一種灑脫感，酷暑下的樹蔭特別涼爽，枝葉茂密向外擴展，人們活力旺盛展開各種活動，相對也可能心煩氣躁沒有耐心溝通。

表達感受，走出習慣圈遇見新環境

感受的旅程從春天啟動暖身到了夏天火力全開，感受流動並擴展到跟環境和他人的連結。熱情的夏天也適合創造與表達，我們會有股動力想把感覺說出來，把構思的想法付諸行動，想認識更多不同的人彼此激盪，尤其是有生命熱忱又願意分享的人。

夏天的關鍵：流動、表達、擴展與連結

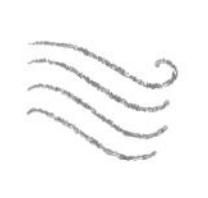

流動力

內在外感受的流動
感受變化的韻律感

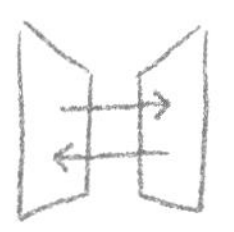

表達力

輸入與輸出
的平衡

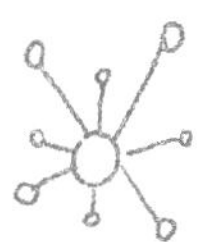

擴展與連結

連結自己
與各種資源

啟動夏天的三種力量

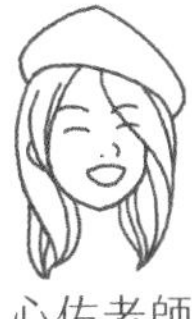

心佑老師

如果把人的生命成長比喻為四季，春天象徵三十歲以前的探索期，夏天是三十至五十歲的茁壯期，從嘗試中確認自我特色與優勢，持續深耕與行動，累積經驗與階段性的結果；秋天則象徵人的五十歲後，轉化上半場的結果與傳承經驗；最後則像冬天的的結尾（也許七十歲過後因人而異）進入回顧反思與整合，收藏豐盛的生命記憶。

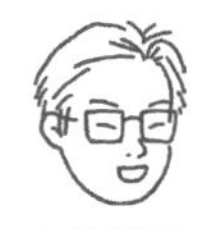

大郭醫生

看了心佑老師的分享後，我想到以前曾經上過一堂形象管理課程，是由非常具專業形象的管理大師陳麗卿老師教授。所謂相由心生，每個人會不自覺地透過外在的形象顯現出內在的自我，她說，「不要讓你的外在辜負了你的內在。」外在的形象管理不會讓你變成另一個人，只會讓原本的你被看見；透過自我的形象管理來啟動自我覺察、更清楚地認識自己、接受自己、展現自己，

那麼更好的、意想不到的自己就會自然地誕生。

為了達到這個目標，陳老師不像心佑老師用年齡來區分，而是藉由觀察一個人外顯表情所透露的內在自我，將學員以春夏秋冬加以區分，有點像《哈利波特》電影裡面的分類帽，把學生分類到不同的學院一樣。以我為例，陳老師將我歸類到夏天屬性的人，她見到我時即建議，「你不要再染頭髮了，那才是真正的你。」於是我就鼓起勇氣不再染髮（其實三十出頭歲時，我就已經滿頭白髮了），後來果然證明是對的，由此可見認識自己有多麼重要。

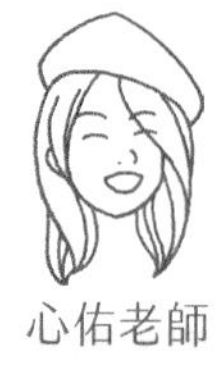

心佑老師

確實大郭醫師白髮更好看！很特別的形象管理課程有機會我也想了解。我相信每個人都有屬於他的特質和屬性。例如，人智學將人的屬性分為土水火風，我屬於火特質的人。卡通《神奇寶貝》共有十八種屬性，皮卡丘是電屬性。動漫《獵人》把人分為六大屬性的念能力者，知己知彼更能發揮潛能與合作。不過，我並非將人用年齡或屬性分為四季，而是以四季來比喻人的感受過程所經歷的變化。

年齡只是參考用，年輕人的內在感受也可能走到秋冬。比如喜歡某個學妹，就像春天的階段感受被喚醒了，勇敢告白交往像夏天的表達與擴展；熱戀一陣子發現個性不合，就到了秋天的階段轉化——可能在磨合中找到相處方式進而成為人生伴侶，也可能發現還是不適合而分手；不論結尾如何，都是走到這段感受旅程的冬季尾聲，這段經驗都變成了生命的一部分。反過來說，六十歲決定到國外 long stay 體驗新生活，那麼就又開啟一段感受旅程的「春天」了！

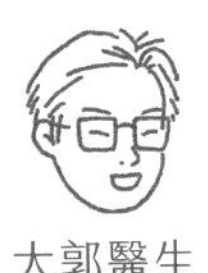
大郭醫生

對！由此可見，認識自己是一個重要的課程。我注意到心佑老師提到的幾個關鍵字：流動、連結、承續與感受的表達，最後像夏天的太陽散發出來的熱力般勇敢，將內在感受付諸於外在行動力，實踐想做的事情。我很深刻地從這幾個重要的關鍵字得到寶貴的心得，我就用以下幾個例子來跟大家分享。

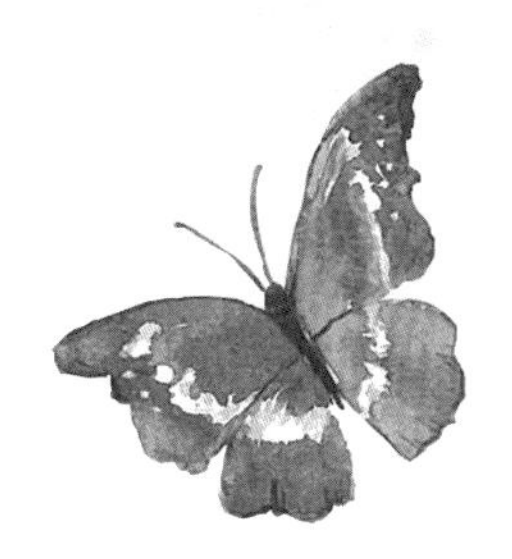

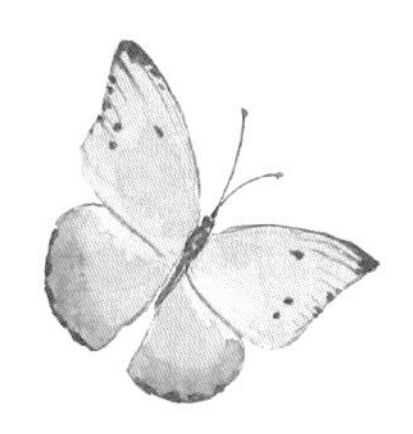

1. 異議——

讓彼此的交流產生流動與連結！

再過幾天就要醫院評鑑了，長官把大家集合開會並逐條項目確認……

長官：那個……大家針對這些評鑑條文部分沒有異議吧？

員工：對，那些條文沒有意義！

（全員鼓掌～）

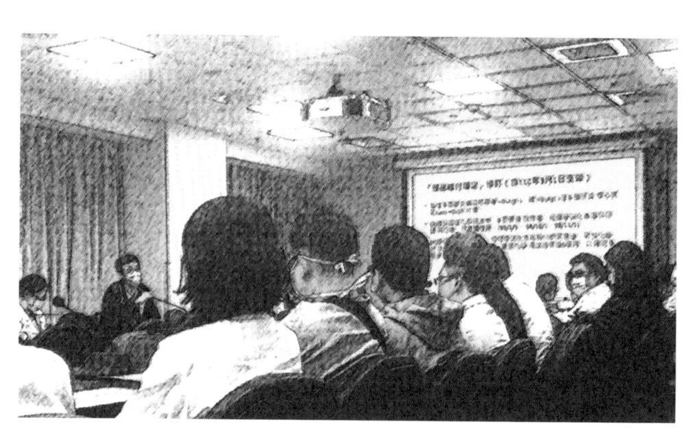

▪ 會議中……

觸發心故事

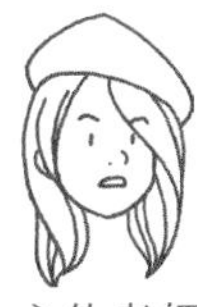

心佑老師

曾任公職十五年的我，對這種情境不陌生，搞懂規定、按照格式走就不會出大問題，但這種領悟不是一開始就有的。當菜鳥時，怕給人懶惰的印象，分機一響，我馬上飛奔接電話，幫忙佈達上面交辦的任務。有次辦公室只有我跟一位前輩在交談，電話又響了，他拉住我說，「別再急著去接啦！接了就有我們的事，沒人接他們自然會打別的分機。」看來很早就有人想跟我說，只是不便公開講。那間辦公室很多人在數饅頭、等退休，對他們有意義的日子，對我是無意義的，心裡有「異議」無法說，又過不了，隔年就換到別的城市了。

時間越久越明白，很多體制、風氣要改變不簡單，佩服那些留在校園第一線有想法的教師們。例如，我的某位同學看到高中美術班的瓶頸，他努力多年，進入能影響專業科目考題的團隊，二十年後看著他欣慰的分享大考考題說，「只有從考題改變，教學現場才會變。」我感動得快哭了！總算有點改變了。這是他表達異議的方式，至於我，選擇離開體制創業另闢舞台，用不同途徑表達我對藝術與教育的態度。

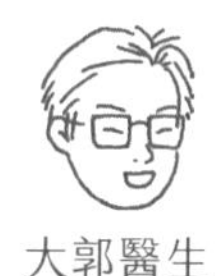

大郭醫生

謝謝心佑老師，我的感覺是：這是一個沒有流動、沒有連結、無法承續，也缺乏彼此感受的場景。其實那一天，我是負責主持會議的長官之一，聽到底下同仁的回應時，我也跟著大家哄堂大笑，笑完之後突然發覺，「這不就是我們每天的日常嗎？」緊接著就想到，「開會就是要共同面對與解決問題，讓會議有連結與互動不就是我的責任嗎？」如果當主持人在會議結束時詢問與會人事有沒有異議，而多數人沈默不語，是真的沒有異議，還是在表達無聲的抗議呢？因此，無論要如何做才能讓彼此的交流產生流動與連結，同理彼此的感受並承續與擴展共同的情緒就變成重要的事情。

笑一笑

記憶力

我：我發現……最近記憶力沒以前好了……

老婆：你有好過嗎？

2. 人生走到這個階段，自信還是要有的——

熱情轉換為行動力……

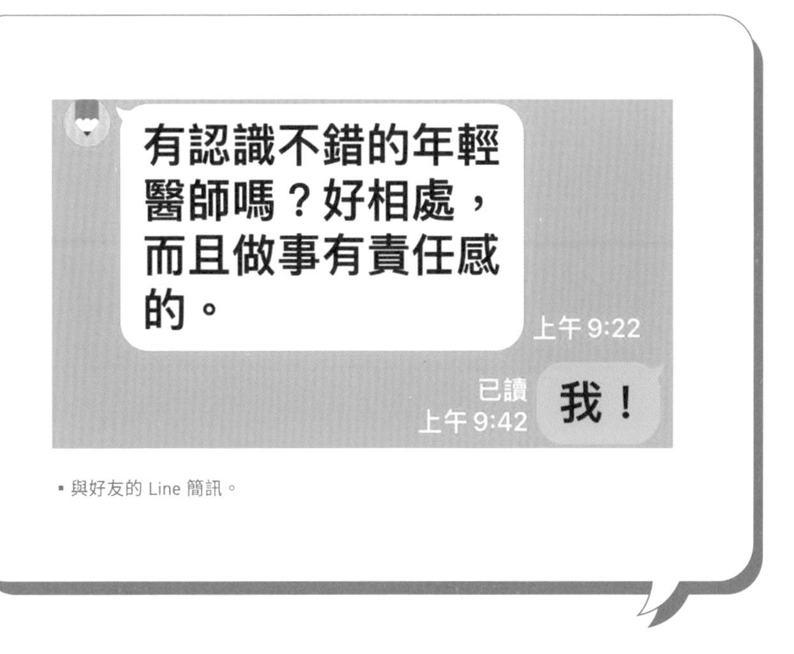

▪ 與好友的 Line 簡訊。

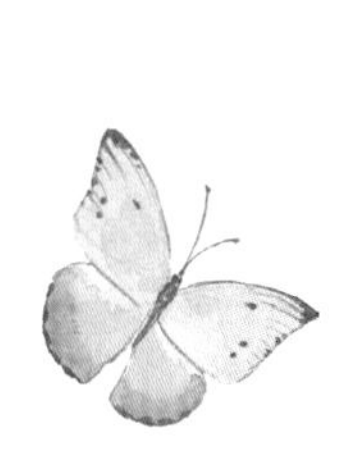

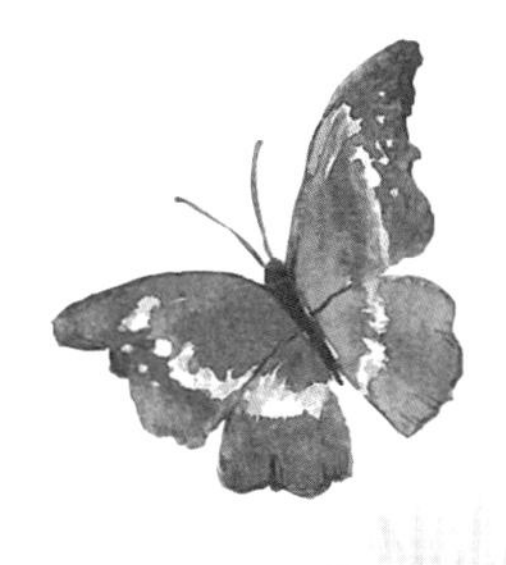

觸發心感受

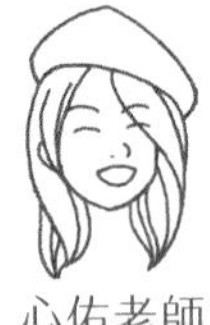

心佑老師

這句話中氣十足的自信絕非外在形塑的人設。自信是種底氣，真誠對待自己的心，成為值得自己信任的人，就能和別人也建立這種連結。

我曾經跟很多人一樣希望自己更有自信，因為從小「問題很多」而逐漸養成保持緘默以策安全。長大後，想要公開講話就要突破這個心魔，於是刻意練習在講座 QA 第一個舉手（越等越不敢舉手），問完問題那個害怕就慢慢退去了，對自己說到做到，帶來內在的踏實感。

說到勇於行動開創新局，我就想到我的藝術家朋友——江心靜。她曾笑著說，如果人生是一趟旅程，朋友說我這輩子是要玩到多夠本啊！她從暢銷旅遊作家轉為拿畫筆創作水墨，一開始也有不少質疑，明明繼續寫下去就很好，為何要歸零跨界到一個全新領域？但是她憑藉著內在的渴望與劉國松老師的鼓勵，不斷嘗試與融合技巧媒材，同時連結累積的作家底蘊，創作出澎拜的超越框架的當代水墨作品，而這過程被「單車環球夢」攝影師林存青稱為十年磨一劍！

當我寫完以上，大郭醫師才跟我說，原來這是一句跟朋友開玩笑的話，但這也開啟他再創職涯的新局，這段故事詳細版本記錄在他第三本書裡，這邊方便先透露一些嗎？

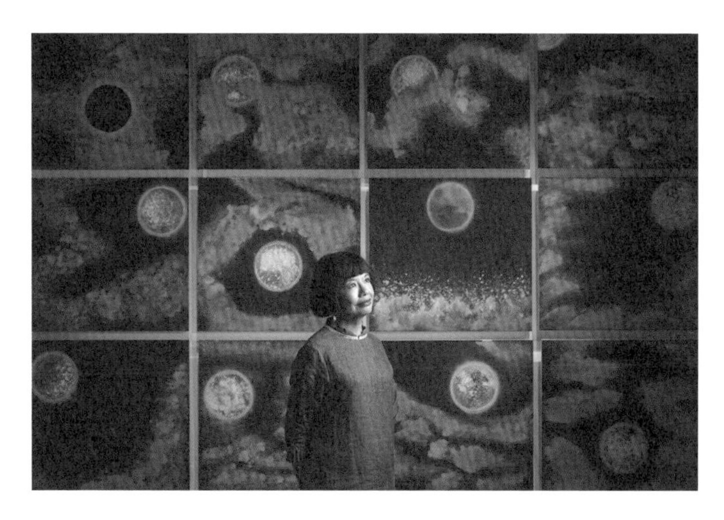

▪ 江心靜與水墨裝置作品「夜懸明鏡青天上」攝於中正紀念堂個展。

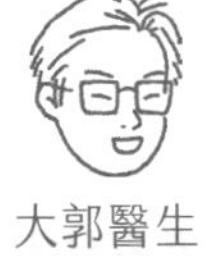

大郭醫生

謝謝心佑老師幫我作介紹，這則故事其實是發生在二〇一四年某一天晚上，我突然收到一位在台大醫院服務好朋友的 Line 簡訊。我與這位好朋友的關係到底有多好？就是好到可以互相開什麼玩笑都無所謂的地步。

我記得那一晚收到他發簡訊問我，「欸，你有沒有認識不錯又年輕負責的醫師？」我根本不知道他問這個到底要做什麼？就很俏皮又不以為意地回他，「你說的不就是我嗎？」當然，我對這點自信多少還是有的啦！只是當時是有點淘氣地等著他嘲笑我，「你真敢講！」然後開始上演兩個年過四十的中年男子只剩一張嘴的戲碼，卻沒想到他的反應是，「你當真？有一家中部的大型醫院在找人才，他們請我推薦，我跟他們推薦你喔！」沒錯，就是彰化秀傳紀念醫院。我體驗了人生第一次被獵人頭的珍貴經歷，後來也真的去了秀傳服務了三年才又再度回到中國附醫。

這則簡訊除了透露出心佑老師提到的自信與突破之外，還有一個重點就是：兩人對話之間流露出來的流動、連結、承續與彼此相互感受的信任。要知道推薦一個人所承受的道義責任其實是比被推薦的那個人還大；萬一推薦錯了可能連自己的名聲都賠進去了，所以不夠瞭解與認識千萬別做這件事。被推薦的人平常該做什麼準備呢？就是做好自己份內的工作、保持持續學習與無私助人的態度，像夏天的太陽般將熱情轉換為行動力，然後記住相由心生，貴人自然就會出現。

＼ 延伸練習 ／

自我傳訊

左右腦的連結：左手連結情感直覺，右手連結目前的理智，兩者連結可促進整體平衡。

遊戲規則

1. 找一張至少 A4 大小的紙，左右手各拿一枝筆輪流寫字。
2. 右手先跟左手打招呼：「你好！」左手再跟右手打招呼，觀察左手的語氣。
3. 右手接著問：「你好嗎？」左手自由回答慢慢寫。
4. 持續讓兩隻手對話自由書寫十分鐘。

右手可以提問：「你覺得我有哪裡好？」或者關於最近的煩惱問左手怎麼看，關鍵是不要停頓太久，像傳訊息聊天的速度。

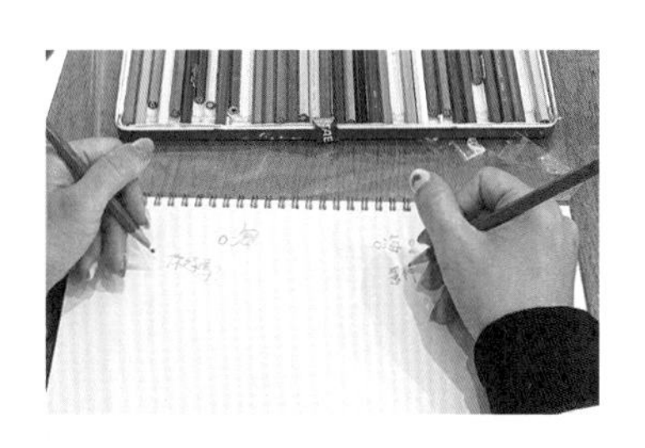

▪ 自我傳訊連結潛在的想法。

3. 我想要什麼——

懷抱不同的憧憬且彼此互相需要

我：兒子，給你看，這樣你應該知道我想要什麼了！

兒子：這……我怎麼買得起這個車子……？

我：傻孩子，不用怕，我對這個車子沒興趣。

兒子：嚇死我了……

我：我指的是後面那個房子！

兒子：（更驚嚇了）……

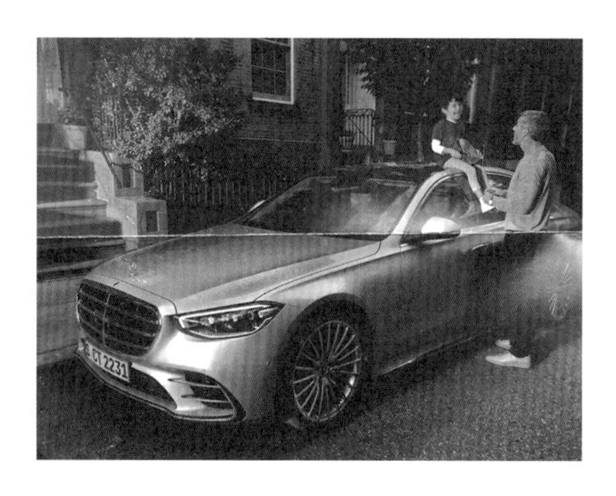

▪ 把拔想要什麼？

觸發心感受

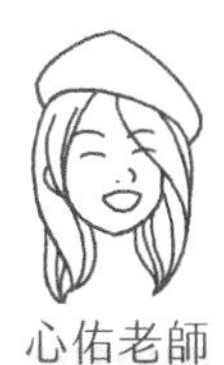

心佑老師

驚訝的是，這對話竟然是爸爸跟兒子說的話。似乎常見的是老婆傳某些圖片給老公，然後說「看你的心意囉！」老公還一頭霧水……

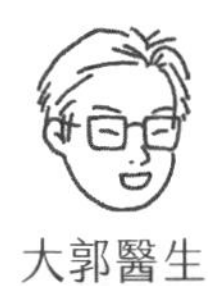

大郭醫生

流動與連結不只出現在職場上，更多是在親子互動之間。還記得以前有一個廣告台詞是，「喜歡嗎？把拔買給你！」我超喜歡這個廣告，不是因為買了彩券幻想自己有一天會中頭彩的虛幻空想，而是因為廣告中父子兩人各自懷抱不同的憧憬，且彼此互相需要的可愛對話，彷彿熱力四射的夏天開啟了無限的想像力、突破了物理慣性與極限。

我給兒子看的廣告單明明主角是豪華進口轎車，我就偏偏轉換成車子後面那一排的背景房，甚至反過來詢問「老爸想要什麼？兒子要買給老爸！」我用這樣的方式與孩子建立彼此的情感連結。

父子之間如此，夫妻之間更是這樣，奉勸女生不要太過抱著老公一定知道自己在想什麼的幻想，多數時候一定會期望落空，我也是花了很多年的時間，才終於能稍稍猜到老婆到底在想什麼？我想說的是，在乎不會只有一種形式，也不存在絕對的公式；它就是需要透過像夏天一樣的熱力與動力去創造連結和流動；無論是親子或是情人之間的感情，都需要雙方在乎並願意經營才會感受到存在。我老婆可以蹲下來和我一起研究車子的輪胎的尺吋和寬扁比，我可以陪著老婆看書、看電影，那就是一種彼此的交流。那我到底真正要什麼呢？請注意看，我要的不是車子或房子，而是親情。

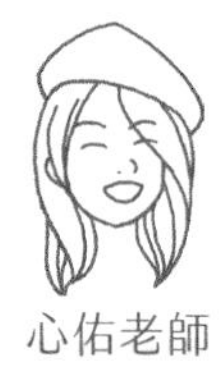

心佑老師

大郭醫師的分享讓我想到了人與人之間，不論親子或夫妻關係都需要持續有共同活動建立彼此的情感連結，聽見彼此的心聲。我的課堂上有對年紀差六歲的夫妻，先生有次笑開懷的說，我好喜歡這張猴子（下頁左圖），你們知道他是誰嗎？原來是在畫老婆生氣時像潑猴（這句我幫他講完的，他是用唇語暗示）；然後翻到下頁，純淨山林有個綁辮子的印第安女孩看起來很活潑俏皮（下頁右圖）。先生用手指了指老婆說，這也是她。後來我們才知道老婆屬猴喜歡綁辮子，私下自稱是印地安的長老，先生在畫裡用這些表徵來抒發感受。

老婆透過先生的畫更加了解他的內心，許多情感的

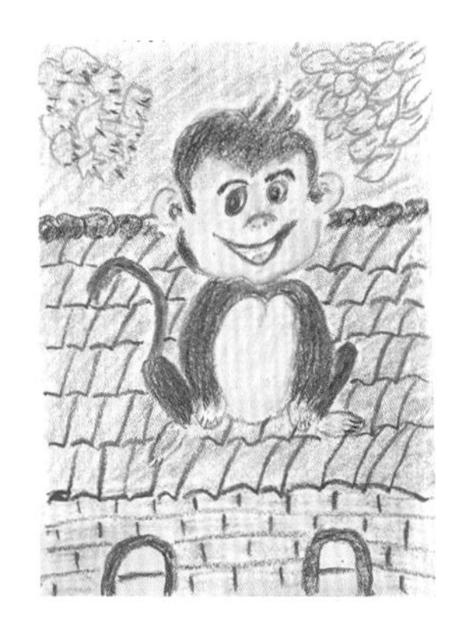
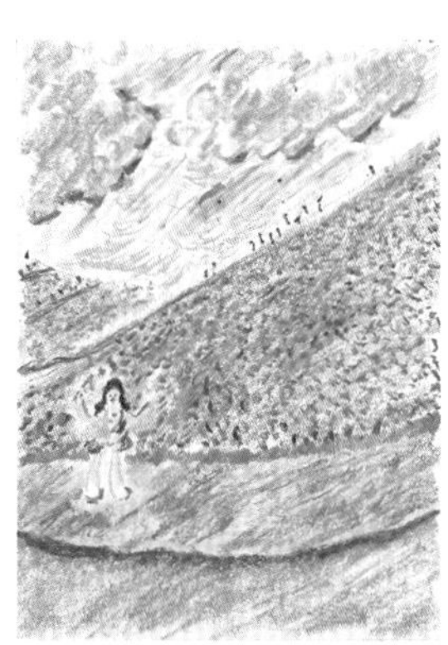

▪ 生氣時的太太（左）／俏皮的太太（右）。

流露與表達是平常生活中說不太出來的。他們也如同許多夫妻一樣屬於互補型，以下是他們各自的畫，不知大家有感受到什麼不同的特質呢？

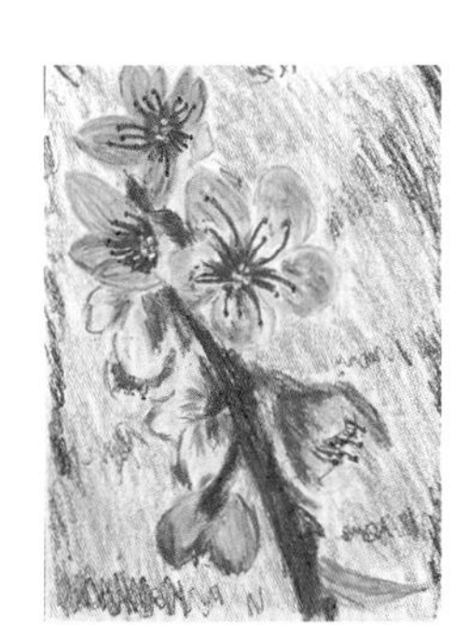
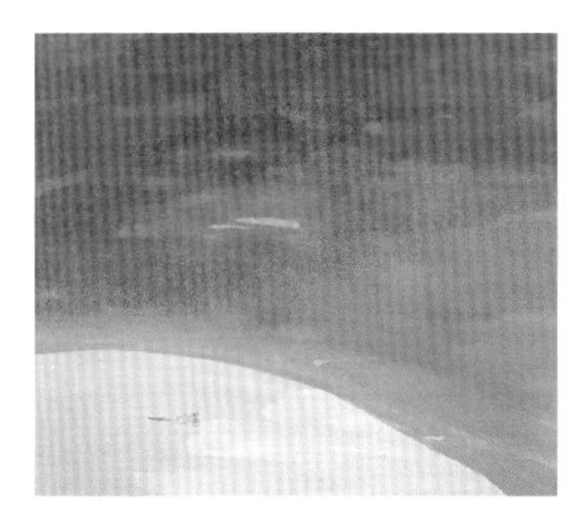

▪（左）先生的畫（右）太太的畫。看著夫妻的畫大家感受到什麼不同的特質呢？

4. 最愛你的人——

愛像空氣一樣，無所不在

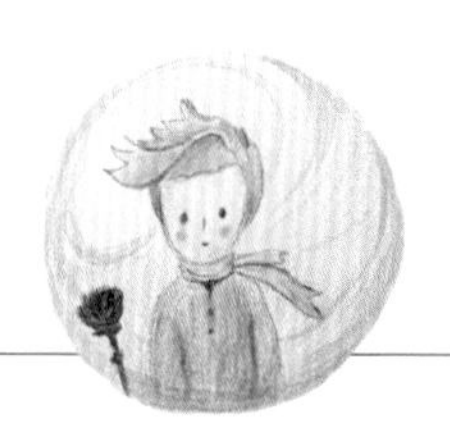

一天到晚糾正你毛病的，往往是最愛你的人……

難怪我天天被老婆嫌……

觸發心感受

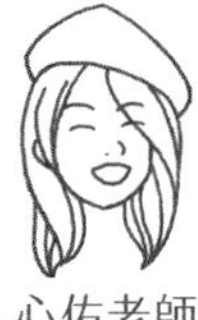

心佑老師

大郭醫師給我們一個好方法找到誰是最愛你的人？就像小王子與玫瑰的故事，能找出一個人的小毛病來糾正，眼裡總看顧這個人吧！

愛貼近身邊，變成空氣難體會它的重要。愛不在身邊，卻能變換成另一種連結。我曾看過學員畫的一種空氣「風」。他說：想到媽媽就畫了風，單親的他由奶奶帶大，媽媽後來重組另個家庭，儘管彼此的生活少交集，「但只要我想到她就能感受到她。」愛像風一樣可以流動，無所不在。

我想起曾在夏天的歐洲畫了一棵蘋果樹，在異鄉的

| 我連結到大地的支持，像母親一路拉拔我們長大的愛。

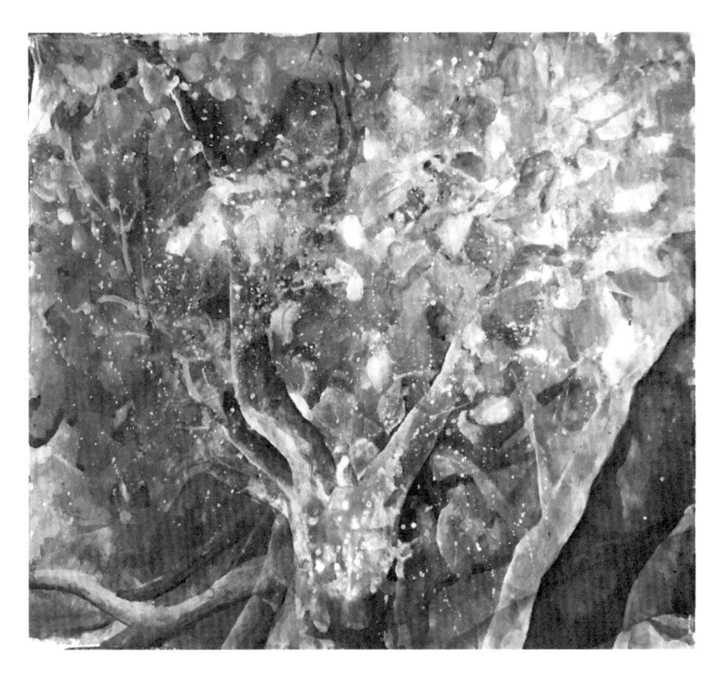

▪ 心佑老師畫於西班牙巴斯克山區的蘋果樹。

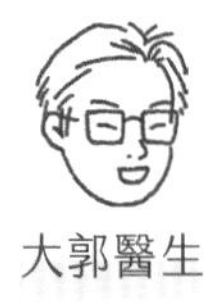

大郭醫生

還記得曾看過一篇文章，記者訪問一對老夫妻，記者問老婆婆，「妳老公有沒有缺點？」老婆婆說，「和天上的星星一樣多。」記者又問，「那優點呢？」老婆婆笑著回答，「和天上的太陽一樣，只有一個；但是太陽一現身，星星就不見了。」這段訪談很有智慧，這也需要有智慧的你我解讀出來。

當你感受到的是對方不斷地挑剔你的一切，讓你感覺自己好像一無是處時，試著想想或許那正是關心的表現。我同時也想說，當你關心一個人時，你是站在他的角度為他設想呢？還是站在自己的角度想把對方變成自己想要的樣子呢？你分得清楚嗎？我們來練習一下吧！

\ 延伸練習 /

愛像什麼呢？

閉上眼感受一個關心你的人，他的愛像大自然裡的什麼呢？ 風、山、雲、太陽、大海、月亮⋯⋯？

5. 首富 ——

探索未知，找到屬於自己的寶藏

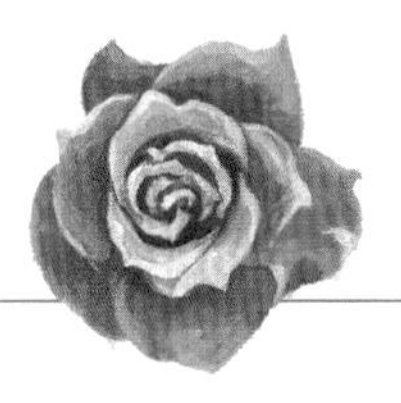

朋友：當了首富又怎樣？死了以後還不是什麼都沒帶走……

我：說的太好了！這個答案只有等我當上首富以後再親自來回答你了 ～

觸發心感受

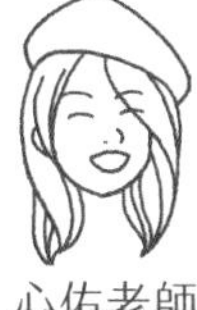

心佑老師

旁觀者說再多，永遠無法證明什麼。古希臘哲學家說：人不可能兩次踏進同一條河流。意思是，河水不停流動，當你第二次踏入河流已經不是剛剛的水流了，親身參與的人如此，更何況岸邊旁觀的人再怎麼推敲都無法感受其中冷暖。世間有的人日復一日過無感生活，像唱盤跳針一樣重複著，美好生活似乎永遠在他方，有的人即便生命有限，體力有限仍然勇敢面對挑戰。珍惜每一刻，對生命懷抱著感恩與分享的心，這樣的人在我眼中就是人生的首富了！大郭醫師你覺得呢？

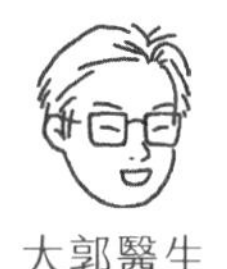

大郭醫生

每個人都有七情六慾，但不是每個慾望都能實現。根據經驗，當我聽到周邊的人說，「那有什麼好的？死了還不是帶不走？」的時候，通常都是很想擁有卻無法如願。我想在這裡跟大家分享麥可羅西爾的書《吸引力法則》，他說透過三個重要的步驟就可以實現心想事成。

有興趣的朋友可以去買這本書來看，我只稍微提醒並不是隨便亂想都會成，而是必須先透過與自己溝通並真的相信會成才提出所想，這個所想才會成！例如，如果你的所想是：「我想要變有錢！」那就表示你清楚知道自己現在沒有錢，你就不會變有錢，你只是想要而已。但是如果你想的是：「我是幸福的，我想幫助更多的人跟我一樣幸福。」那你就有可能透過賺到更多的財富來幫助更多的人，這叫同頻共振，擁有同樣的頻率的人會互相吸引。我就寫到這裡，想瞭解更多的朋友就請自己去找書來看囉！

從這段談話的內容來說，我的朋友的說法透露出他其實是很渴望成為首富的，只是他自己也知道一輩子不可能，那未來就真的永遠不可能了。那我的回覆則透露出，我知道自己目前不是首富，但是我不排斥未來成為首富，也覺得這是可能的，那它就不只是一個幻想而已。

我想的反而是當我成為首富之後，我想做什麼對社會有意義的事？那就真的有可能心想事成！

偶爾幻想一下其實也沒什麼，不必為了這個幻想感到羞恥，也不必刻意為這個幻想尋找各種解釋的理由。如果這時候硬要去拆穿、讓對方難堪的話，那不但對自己沒有好處，從此也失去了彼此的流動與承續。同樣的道理，每個人的內心世界也需要一個屬於自己、自由想像的空間，給對方空間也等於是自己創造擴展與連結，何樂而不為呢？

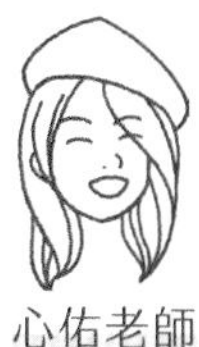

心佑老師

「同頻共振」乍聽跟藝術療癒沒有關係，其實這卻是心內畫進行的內心移動與定向：情緒與感覺的「調頻」。收音機固定在一個頻率就會接收聽到一個電台頻道，沒有調整的話，永遠聽到同一台頂多不同節目；感受跟頻率一樣都是看不見的，有同樣財力的兩人或許有一位覺得還不夠多，另一位覺得很滿足，心念散發不同頻率就會吸引不同的共振。我非常欣賞大郭醫師給對方，也給自己保留的內心自由的空間，尊重每個人有不同的頻率，選自己想看的想聽的頻道。誰說我們喜歡的電台別人就一定喜歡呢？

6. 懸崖勒馬——

意識到起心動念就能變換和調整方向

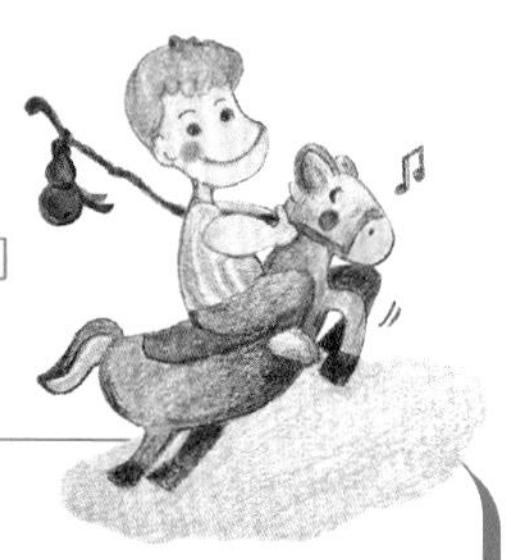

早上搭公車經過一家新開幕的中醫診所，透過車窗望出去，看到擺放在外面的致贈賀語上寫著「懸……」，我竟然第一時間想到的是「懸崖勒馬」。

怎麼會有人送這個……？

好奇再看一下，其實是「懸壺濟世」……

昨天應該沒睡好。

觸發心感受

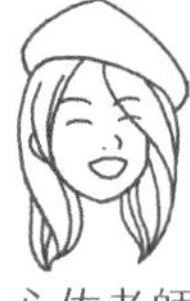

心佑老師

這篇對話很有趣，我每次都會看到「懸壺濟世＋懸崖勒馬＝？」這個算式。治療別人幫助別人，為什麼要懸崖勒馬？後來我意識到了為什麼看到這個算式，因為早期引導學員時我太熱切地希望解決問題，提供太多具體的建議，儘管一時有幫助，但學員並沒有真正學會自己轉化；所以後來我特別在意所謂的助人，有沒有把主導權交給該為自己負責的人，讓他慢慢感受內心是流動的，還是超載的狀態？每個人都有很大的潛能，用自己的方式從負面狀態中解脫，就像騎馬的人手繫韁繩，不論懸崖勒馬或加速奔馳都行，當我們能意識到此刻的起心動念就能變換和調整方向。

以下余佩玲的情緒調頻可以讓我們看見心情流動的「分鏡」畫面，後面秋天將介紹相關的練習。

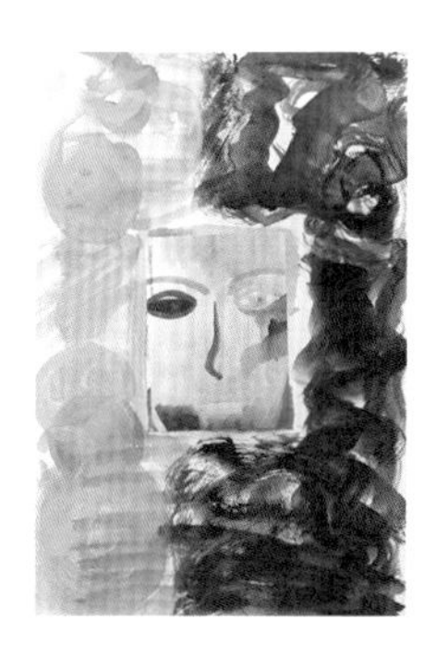

第一張，她用人臉牌卡代表分裂矛盾，內在兩股力量拉扯著。

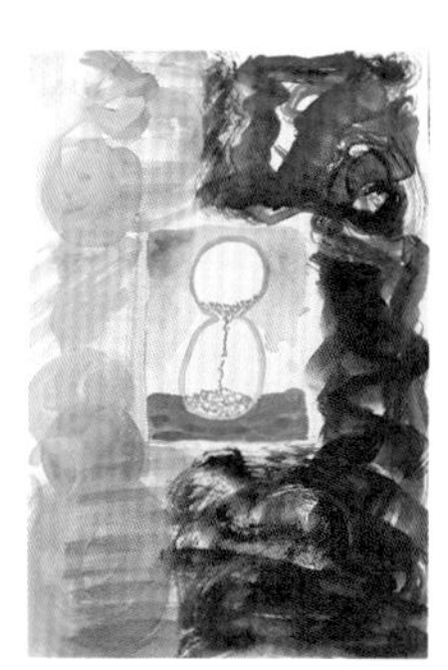

第二張，她把牌卡拿掉畫了最近喜歡的沙漏，看沙子慢慢落下能獲得短暫平靜，但覺得情緒還沒走完。

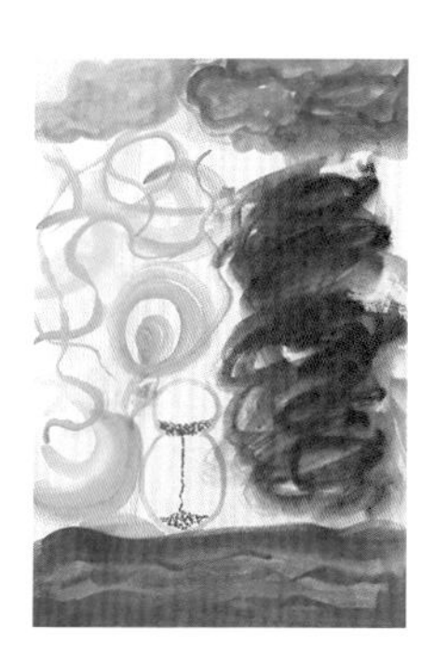

畫第三張把沙漏和兩股風暴都放在海上。夾在風暴之間的沙漏有點辛苦，接著是兩個風暴融合還是其中一邊獲勝呢？ 我引導她想像看著電影鏡頭切換接著出現怎樣的畫面呢？

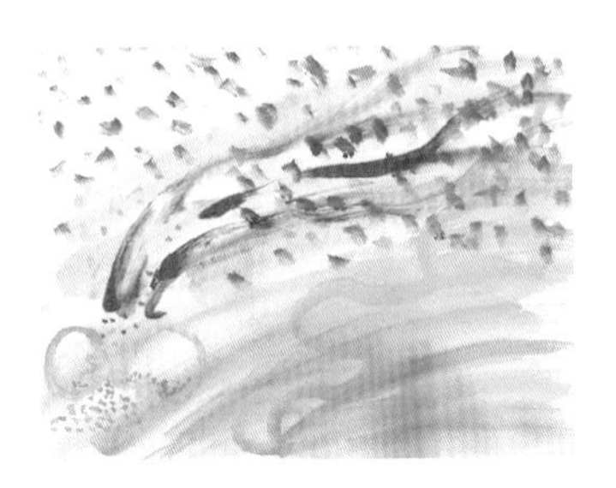

沒想到，第四張沙漏被打破了回歸大海！不僵持在兩股勢力的角力裡。

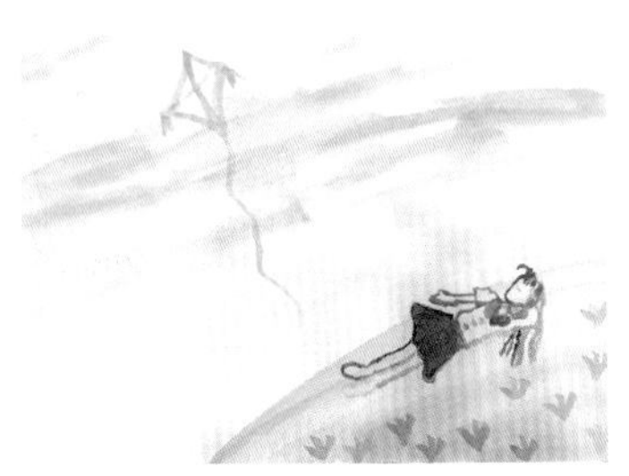

第五張，完成了情緒調頻，畫圖的本人躺在海邊山坡上悠閒的看著風箏遠去，不抓住什麼，舒服自在。

情緒調頻到放鬆無壓力的頻率，這時運用正面的想法思考就變得容易多了。佩玲是學校的輔導老師，目前也在小團體和諮商中帶入畫畫幫助學生們轉化情緒。

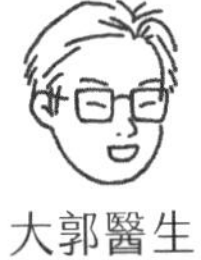

大郭醫生

我在前面提到心想事成對不對？這或許就是一個最好的例子！也許你曾經跟我一樣，明明遇到的是一件好事，卻因為當時糟糕的心情將這件好事想成壞事了。其實我當時是真的累了，以至於心裡想的是，為什麼要把自己搞得這麼累？以至於我第一眼看到「懸」時直覺想到的是蠻牛飲料的廣告詞「你累了嗎？」我只想休息，就算看到的是「懸壺濟世」也很難產生正面激勵的效果。

請記得，當我們很累的時候，切勿讓太過負面的想法占據整個腦袋，那只會不斷產生負面的想法而已。由此可知心想事成有多重要，我們要相信用正確的方式來想事情就會對自己產生正面的作用，這是現在的自己連結未來更好的自己的重要步驟。

笑一笑

冷笑話

兒子10：把拔，我講一個冷笑話給你聽好不好？

我：（期待……）好啊！

兒子10：講完了！

我：……

有夠冷的。

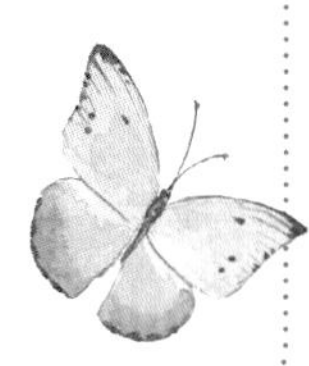

7. 讀完了嗎？——
傾聽是對話的第一步

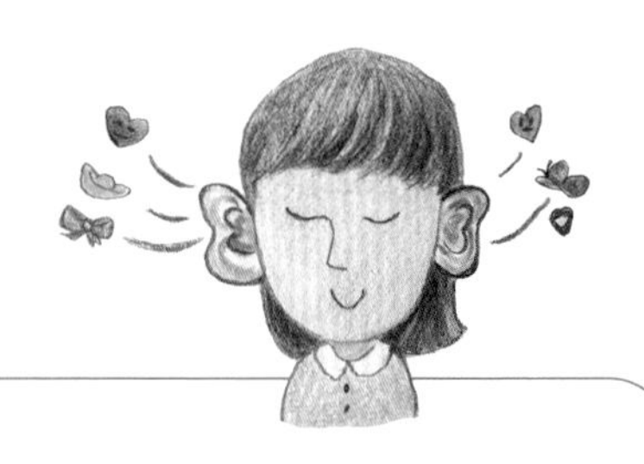

中午陪兒子去書店看書時，聽到一對母子對話⋯⋯

媽媽：你下禮拜要考英文，你讀完了嗎？

兒子：沒有「讀」，不過我確定「完了」。

媽媽：你都還沒試，就放棄了，我花那麼多錢讓你去補習。

兒子：啊⋯⋯我又沒興趣 ⋯⋯

媽媽：興趣，興趣是能當飯吃哦？整天看這些書，有什麼用？

兒子：怎麼會沒有用？這些書可以培養我的想像力啊！

媽媽：想像力？光靠想像力是可以考一百分嗎？

(我看了看我正在看的雜誌《汽車購買指南》11 月號，再看看兒子正在看的書《超神秘 X 檔案》⋯⋯)

媽媽：我跟你說，如果你可以用功一點，考一百分，你要買什麼參考書，我都可以買給你呀！ @#%&⋯⋯

兒子沒有再回應任何話，母子就默默地離開……

我：誒，聽說你下禮拜還有試要考，對不對？

老大：對呀！把拔，你看，這本書裡面有好多以前我不知道的事情耶！

我：……

老大：把拔，我記得你說過只要我考七十分，你就答應買一本書給我對不對？

我：是啊，我是說過啊！

老大：那我上禮拜考七十九分，你要實現你的諾言。我想買這本書，可以嗎？

我：這本書啊……我看看……我跟你說，這本書裡寫的東西有很多都還不是很確定，很多都是人猜測的，你確定要嗎？你能分辨真假嗎？

老大：我試試看，我想要，可以嗎？

我：……這個……好吧！

老大：耶！

擔心嗎？我當然擔心！那位母親的擔心是我能體會的，只是我更擔心孩子不跟我說話而已。擔心解決不了問題，就陪著他共同面對真假吧……

觸發心感受

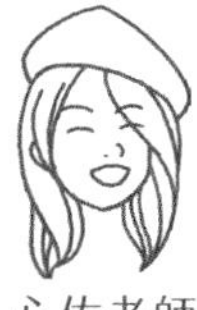

心佑老師

看了這篇我發現那位媽媽，跟大郭醫師對孩子的回應，有一個根本差異那就是——「聽的方式」，不一樣的聽產生不同的對話，表達之前其實「傾聽」才是溝通的第一步。有些父母只是藉機說自己想說的，並沒有在聽孩子的想法。有一個傾聽的人，就會有一個說話的人，對談僅有兩個說話的人，沒有人要聽，話就講不下去了。

那要如何去聽呢？因耳朵不能關起來，我們就以為聽覺是被動的！其實聽覺也能變成「主動的意識」。以下這個繪畫遊戲練習能連結聽覺與情感活化感受力，讓我們對聽覺更有意識。

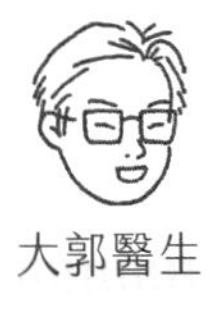

大郭醫生

心佑老師的詮釋太好了！這是我用吸引力法則來延續第四則〈最愛你的人〉之後的續篇，這個法則要我們靜下心來思考到底什麼是我們追求的？什麼是我們最在乎的？是孩子的成績嗎？名次嗎？未來的工作嗎？還是孩子的健康？面對未來的好奇心？或是與父母間的親情及親子互動？這彼此之間是互斥的嗎？追求健康與親子互動是否代表必須用成績去交換？如果不想因為成績而犧牲親情，那我們可以怎麼做？心佑老師提到了「傾聽」，我想再加上心想事成的「對話」與「陪伴」，這就是夏天要教我們的課題。讓我們來練習一下吧！

\ 延伸練習一 /

耳朵出去玩

遊戲規則

閉眼、做幾個深呼吸後，開始聆聽離你最近的聲音。從目前房間的聲音，聽到房間外的聲音，你所在社區和城市的聲音，另一個城市的聲音，整個台灣的聲音，外太空的聲音，慢慢再回來聽到台灣上空的聲音——所在城市的聲音——社區的聲音——家門口的聲音——房間裡的聲音——回到身體裡——心跳——脈搏——呼吸的聲音。這個練習幫助回到當下沉澱貼近自己， 聽完之後畫出九個印象深刻的聲音。

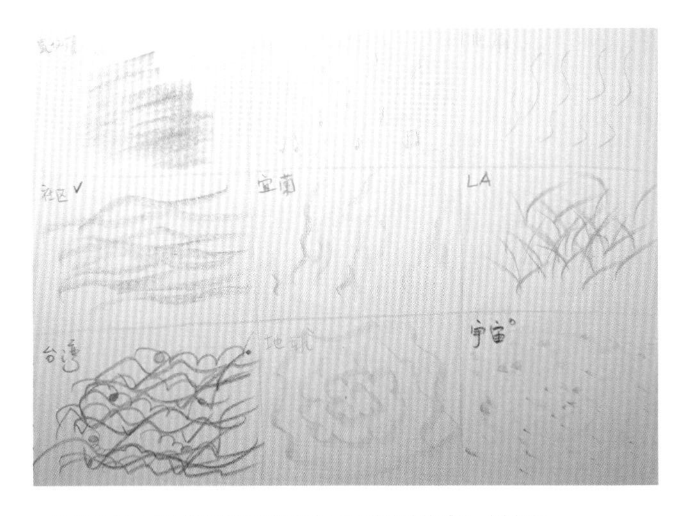

▪ 耳朵出去玩／台灣的聲音是熱鬧多元充滿精神的感覺／陳信如。

\ 延伸練習二 /

陪伴我的聲音

遊戲規則

1. 寫下生活中的七個人，回想一下每個人的聲音，憑直覺感受每個人的聲音像是哪個顏色，然後在紙上畫出每個人聲音的樣子，例如，媽媽的聲音讓你想到哪種顏色或東西或線條？

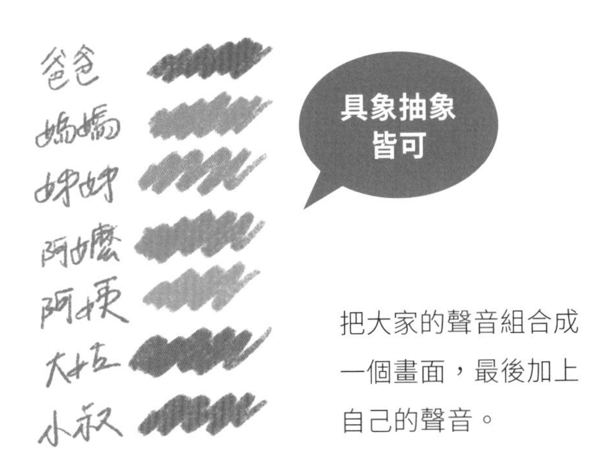

把大家的聲音組合成一個畫面，最後加上自己的聲音。

2. 畫完後請親人朋友們猜猜看，他們自己的聲音是畫面上的哪一個？看看你和他的感覺有什麼不同。增進彼此的理解與開啟對話。

案例分享一　「原來我們始終在一起」心內畫故事

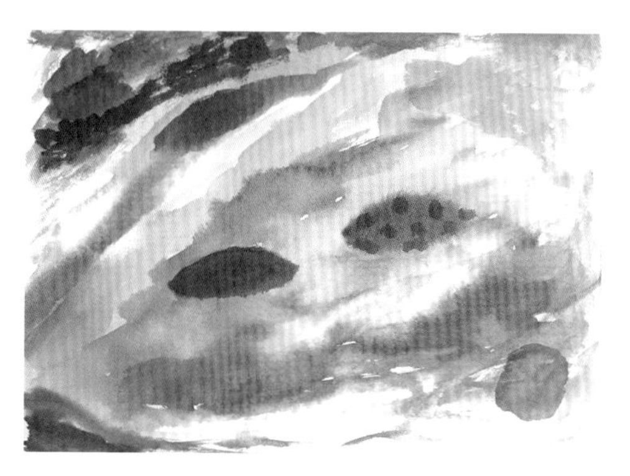

▪原來我們始終在一起／陳竹君。

竹君透過這張畫驚訝地發現原來「我們始終在一起」，身邊每個人的感覺就像水彩的流動與渲染，生命交織成一個生態豐富的池塘。青春期的男孩們與工程師老公平常回到家各做各的事，親子對課業表現的期待不同，為避免衝突就減少談話形成冷漠的氣氛，而身為全家唯一女性的她偶而也想逃離這種氛圍。沒想到她最後把自己畫成右下角那片葉子，她說，**我在就是一種力量！**這片綠葉是畫面中最明顯的，相較於其他人的模糊。畫完後她「眼見為憑」理解到自己遠比以為的還有力量，只要願意「在」就能凝聚與穩定這個家的能量。

案例分享二 「爸爸的聲音」心內畫故事

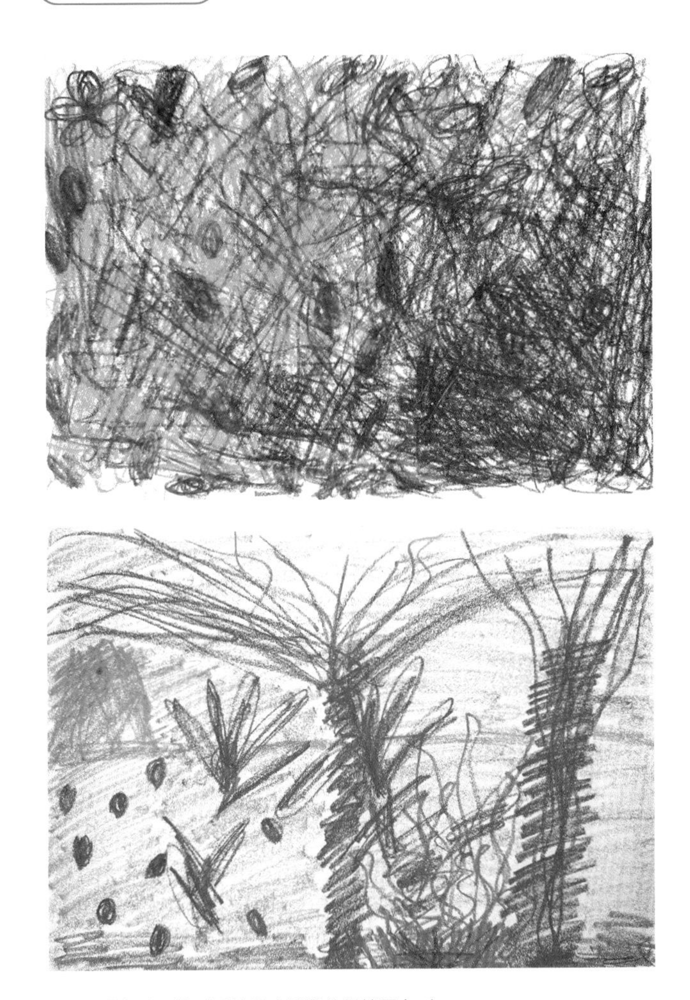

▪ 爸爸的聲音／讓感受流動表達釋放緊繃壓力／ Morya

「這張其實還有其他人的聲音，但都被爸爸的蓋過去了，爸爸的聲音是咖啡色和綠色，畫的過程感到自己的聲音不斷被追趕，最後被逼到角落看不見了。」作者 Morya 是一位曾在全球百大企業工作的女性，曾有過想到哪就飛到哪玩的自由生活，但逐漸這些滿足感降低，她更想要探索內心的自由與認識自己，就在此時父親罹癌她成了重要的照顧者。

父親有時固執不想麻煩家人，但這樣的堅強常引發更棘手的情況，畫前頁上面這張圖時，緊繃的壓力帶來失眠與脹氣；接著畫出前頁下面的圖，她說，「比較流動了，背景的沙漠是最後上色的，左後方有間小房子，喜歡房子前面紫色的小石頭。」像是可好好休息的獨處空間，「畫完肚子餓了起來，好像什麼被清掉了。」

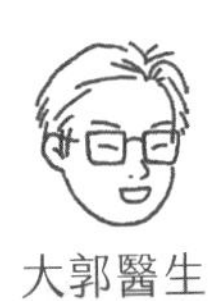

大郭醫生

心佑老師在這個例子當中充分描繪出吸引力法則的力量對一個人的影響究竟有多麼強大！透過作畫的方式把自己心中所想的感覺畫出來，才真正知道困住自己的是什麼情緒。在畫出來的過程中，這股情緒已經開始流動了；把它畫完之後才發現自己的情緒已經改變，放下負面悲傷的心情而獲得舒暢的喘息，這時候想什麼應該都會成吧！各位看到這裡之後，我們用最後這一篇文章來當作夏天的結尾。如果你有看懂我們前面所描述的感受，我們邀請大家運用這些學到的感受來讀最後這一篇，看看各位能體會出什麼意境？我們就開始吧！

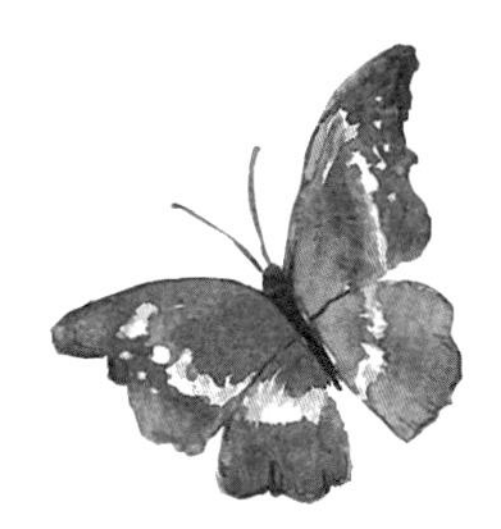

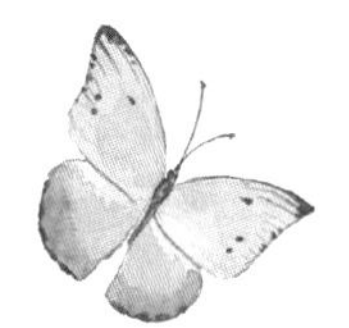

8. 時空旅行——
人的意識可以超越光速

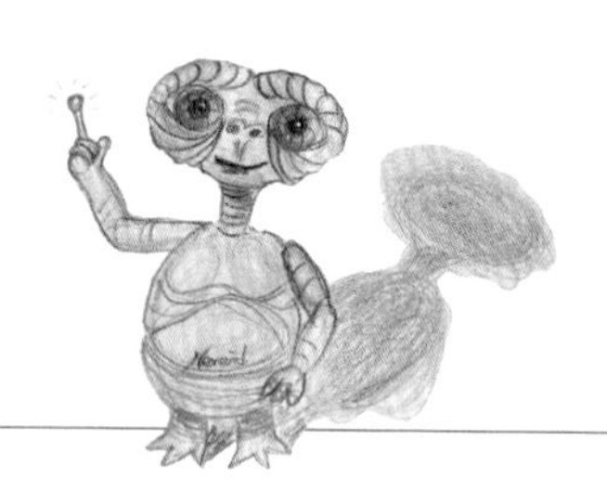

今天早上與兒子一起聽一個講述時空旅行的影片！

兒子：爸，時空旅行還是需要數學，對不對？

我：對！

兒子：那我沒機會了……

我：我不認為你沒機會。

兒子：為什麼？老師說的我都聽不懂……

我：我問你，光速無法超越，對不對？

兒子：對！

我：那你要怎麼時空旅行？

兒子：好問題！無法超越光速就無法完成時空旅行。就算超越了光速，質量也會變的無限大，不是嗎？

我：對！！所以，主持人剛剛說一個概念，不是我們動、而是時空自己動。光速無法超越，只要我們可以做到讓時空自己改變，我們的質量也不會變的無限大，不用超越光速也有機會讓時空旅行成真了！

兒子：喔～？這個概念好特別！

我：光速無法超越，我們也不需要去證明可超越，我們只要繞過去就可以了，不是嗎？

兒子：對耶，不一定要去超越它，善用它就好了！

我：所以呀！我覺得你不是數學不好，而是你無法用老師的思考方式來學數學；老師也無法用你的理解方式來教你數學。既然無法改變，你就不要在這裡鑽牛角尖，而是找出你的辦法來思考數學就可以了！

兒子：有道理，我只要找出自己的辦法就好了，這樣我懂了！

我：懂了嗎？那就好！

其實我自己都不知道我在說什麼了，反正他懂就好了。

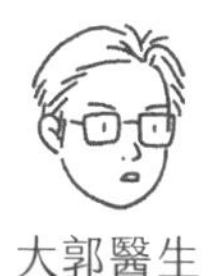

大郭醫生

我和心佑老師在討論這一篇文章的時候，她原本不知道什麼是時空旅行、超越光速和時空間扭曲？其實那是不是真的不是重點，充滿熱情與無限的想像力、彼此充分的支持和愛才是重點！孩子的數學成績不理想已經讓他很沮喪了，實在不缺一個落井下石的人，尤其是那個人可能是他一生中最重要的人。讓孩子繼續想「對，我就是爛！」那他就可能真的心想事成了，這絕不是我們希望看到的結果。換個角度想，他真的是數學不好嗎？還是他不適用這個思考方式？歷史上有許多大科學家都曾被他人誤會過；讓我們再換個角度想，數學不好是否意謂著一切無望呢？是不是繞過去依舊一片海闊天空？我們來看看心佑老師如何解讀！

觸發心感受

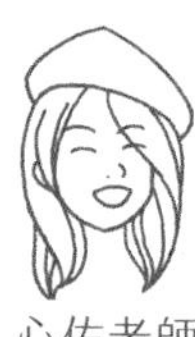

心佑老師

我數學也不好，但那不影響時空旅行。後來想想，不懂的是以數字或物理詮釋的時空旅行概念。如果時空旅行是穿越限制進入寬廣無限的世界，拜訪想去的任何時空，跟不同時空的自己或他人對話，那麼我倒是常常在時空旅行。

想像力帶你起飛

創作進入心流，已分不清楚我在畫畫還是畫畫在畫我，只有意識和感受在運轉飄移，等到告一段落慢慢「降落」回來：創作即是一種時空旅行。還有靜坐冥想心裡的秘密花園，在森林中享受光的淨化洗滌，以及臨摹智永大師的草書一筆一劃的運行流轉，調整呼吸與筆鋒，彷彿跟著他的腳步探索他爬過的內在壯麗山巒。欣賞梵谷畫的〈奧維的教堂〉，明明人在奧塞美術館，意識卻瞬移到那教堂左方的道路，感覺到痛苦又火熱的一種對世界的愛，直到朋友「叫醒」我才回到原地。回憶我的這些時空旅行真的不需要數學耶！需要的是想像力和感受的連結力，幫助我們擴大知覺範圍，起飛！

旅行總要回家的，當下即是威力之點

聊天的時候大郭醫師問我，真的一定要穿越時空才能得到你想要的嗎？會不會繞過那個無法穿越的問題，有什麼是現在就可以做的？這讓我想到人到中年難免有遺憾——遺憾想說的感謝沒有說出口，想說的抱歉沒有說出口，想做的事情沒有做，但與其把思緒放在過去倒不如好好把握現在，想做什麼就去做吧！想說什麼就好好的表達！現在就是未來的過去，現在也是過去的未來，威力之點就在現在！現在的你就串連了過去與未來。

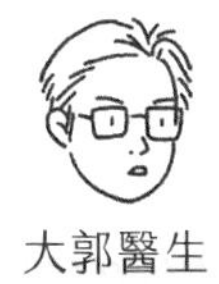

大郭醫生

看完心佑老師的回饋，我感受到心佑老師已充分體會「珍惜當下」的可貴。人在遇到困境的時候，常常不知道困住自己的其實就是自己本身，可能是思維侷限了各種可能，也可能是健康或是家庭狀況不允許，這種無奈與絕望的情緒會阻礙一個人的意識，意識決定了最後的結果。

因此，如果你問我有甚麼東西可以超越光速？我會回答你那就是「意識」，愛就是意識的表現之一。若是我們可以藉由以下的練習來讓我們跟自己對話、更深刻地認識自己、覺察周圍的一景一物，珍惜與愛我們身邊的一切，或許我們尋找的答案其實一直在我們的身邊，光速早已被我們超越了也說不定！

笑一笑

眼光與外表

18 年前

學長：學妹，妳有沒有男朋友？

我老婆：學長，我的預產期在下個禮拜。

學長：（驚）啊……看不出來……

今天

友人：陳醫師，妳結婚了嗎？

我老婆：我兒子今年高三畢業！

友人：（大驚）啊！怎麼可能……？

當然有可能！

不只是這樣，她的眼光比外表還強！

外表都這樣了，眼光就更不用說了～

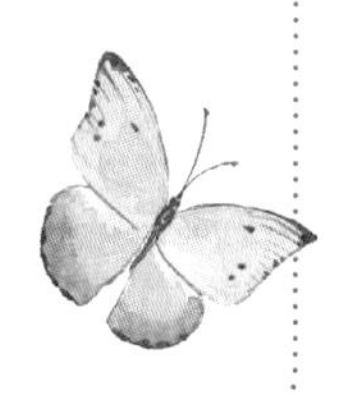

\ 延伸練習 /

心的時空旅行：周哈里窗

遊戲規則

1 將畫面分成四個區塊，自由決定大小與形狀。

這幾種都可以

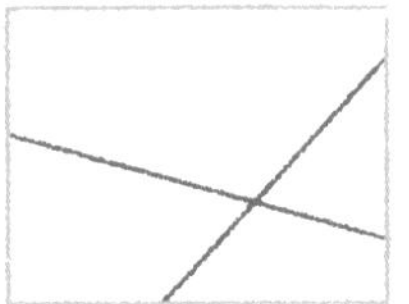
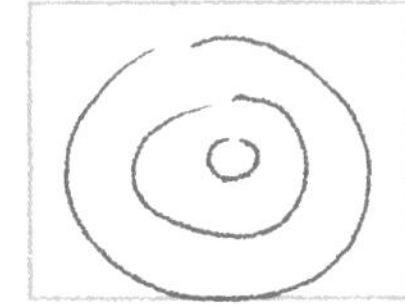
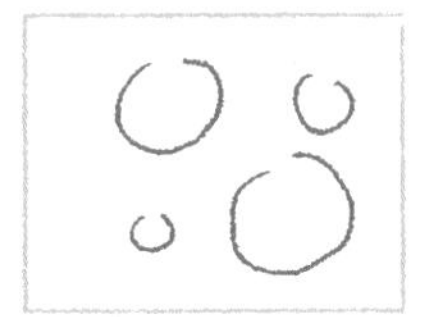

2 想像有四個窗戶，窗戶看出去的分別是：「你和別人都知道的你」、「別人眼中的你」、「只有自己知道的你」、「你和別人都不知道的你」像什麼顏色？

3 用以上四個顏色塗在四個區塊， 在色彩上加圖案或線條。

4 最後加上當下的你。

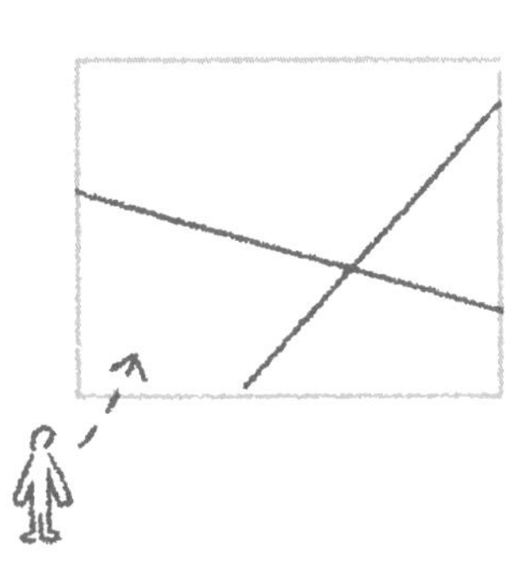

案例分享一 「七味粉」心內畫故事

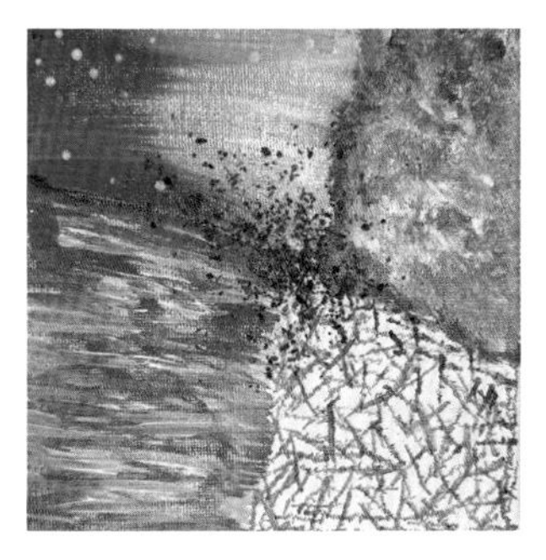

▪ 從撒下七味粉的動作領悟了夢想生活的型態／黃沁昀。

作者說，最難畫的是右上角：「別人眼中的你」，紫色用筆的重壓捲動表達認真，白色混在紫色裡代表不被了解的部分。透過畫的過程鬆動自我框架，用不同角度觀看自己這個小宇宙，越過已知探索新「視」界。

右下角：「你和別人都不知道的你」保留背景空白沒有全滿，讓她領悟了潛意識希望實現夢想時保有放鬆的生活；撒下七味粉象徵當下的自己摻雜各種味道看似分散卻是聚集的，期許自己整合能力聚焦顯化。「你和別人都不知道的你」是即將實現的潛能，果然很快的沁昀創辦了「香織生活」品牌，用香道分享生命的熱忱。

案例分享二　「小黑人」心內畫故事

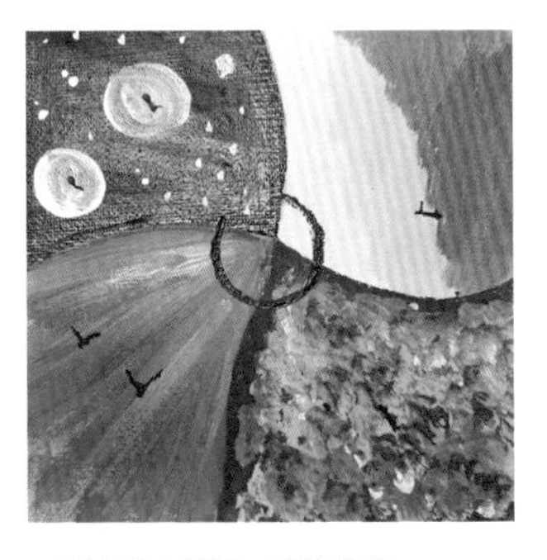

▪ 用小黑人們不一樣的動態來敘述情境／潘志榮。

這是一位三十歲男性學員的畫。每一區塊都安排了小黑人來訴說情境。左上角是：「只有自己知道的」，全黑打底表示不想表達的層面，小黑人待在泡泡裡不被看見。左下角：是別人眼中的自己，堅定的在自己的海上衝浪。右上角：「別人跟自己都不知道的自己」一開始不知會長怎樣，邊畫邊有了想法，那是小黑人在爬一座新的山。

透過這張畫看見自己——「習慣一個人完成所有事」，團隊合作時也會連別人的工作做完讓夥伴沒有機會做事，他說，「這是一個可以突破的點。」我回饋他，每個區塊都有兩個小黑人，他其實有意識地跟自己同行，一邊與自己對話一邊行進，是自我支持也代表他具備感受與連結他人的潛在特質。

大家是否都有找到每一格裡的小黑人同伴呢？

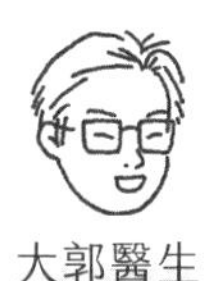

各位看完夏天這個篇章後，讓我們回到第一則故事〈異議〉，如果你是那位主持會議的主持人，請問你要如何讓會議產生流動？讓與會的人彼此交流？讓大家都能帶著滿滿的收穫繼續努力工作？也就是要怎麼做才能讓原本死氣沈沈的會議變成充滿亮光與朝氣呢？心想事成的答案就在你的手上，用夏天的熱情把它畫出來吧！

中場休息

恭喜大家已經走了本書一半的旅程，讓我們為自己喝采一下！現代人的生活一直往前走，除非有意識的暫停，不然好像沒有時間停下來。

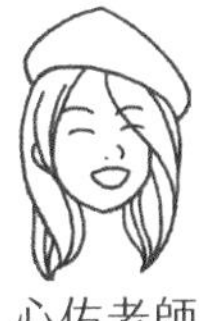

有人問我，我們不是要盡量保持正面情緒，如果講出來、畫出來不好的心情，那不是更負面嗎？沒錯！最終的目的是不受情緒干擾，聚焦善的思維與循環。我們可以透過各種修行學習保持穩定，但人非草木很難完全無情，當情緒已生成就像颱風已生成，我們與其假裝沒有颱風，倒不如接受現實好好觀察研究它，多幾次經驗就能與其和平共處，有無颱風都能好好過日子。人們都希望颱風的能量到無人島或被其他氣壓抵銷掉，致災風雨最好下到沒有人的地方，負面情緒也是如此，把憤怒放到紙上總比放到別人身上好吧？

照顧者的心內畫

我們來聽聽兩位照顧者的心情故事

還好有畫下來

Sandy 說，現在看來還好有這些畫的紀錄，都不知道當初我們怎麼走過來的。回顧公公住院到離世那段時間所畫的畫，用了以前討厭的黑色，從排斥到接受，再到明白黑色存在的必要，就像白天黑夜，陰陽兩極，誕生與死亡是生命的一部分。漸漸地畫紙上的領悟也會延伸到現實生活，不抗拒為什麼事情會這樣，更能有智慧的處理事情與做決定。因為情緒的衝突風暴已經先在紙上消磨掉了。Sandy 也從畫紙上看見內心的成長之路原來已經走了這麼遠了。

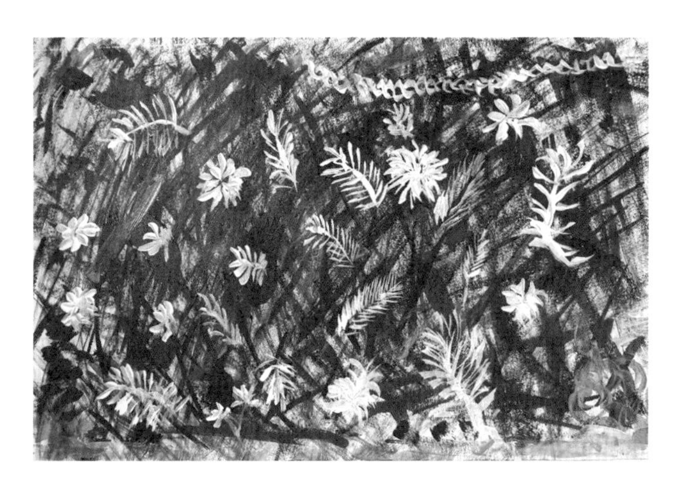

▪ 回想當時最累卻也畫了最多的圖，接受黑暗中的光芒如內心的成長／ Sandy

爸爸一定也希望我過得好

另一位 Morya，我們前面曾看過她在陪病期間畫的〈爸爸的聲音〉。從父親癌末安寧到離開後，她至少花了一年才慢慢找回自己生活的步調，回顧那段兩年多照顧與陪伴的日子裡，身為家屬需要支持鼓勵病人，自己的害怕恐懼又不能在其面前表現出來，需要另外找時間消化。她認為，除了正念之外，最能與感受連結的就是畫畫了，即便在病房找張廢紙和蠟筆隨手塗鴉，能把頭腦裡複雜的東西作最直接的表達，釋放更多空間容納日常各種挑戰。而且最重要的是：照顧好自己的心，幫助她可以全然的表達對父親全心的愛，不受到累積的親子間的矛盾所影響。好好的道謝、道愛、道別。

Morya 在父親過世後與我分享她深深體會到父親對她的愛，「爸爸一定也希望我們過得好。」她持續關照自己，將畫畫作為生活之外的療癒小天地，活出自己探索天賦與各種創作的熱情。今年她陸續取得了美國、德國等國際花藝證照，讓我們欣賞她美麗的花藝作品吧！

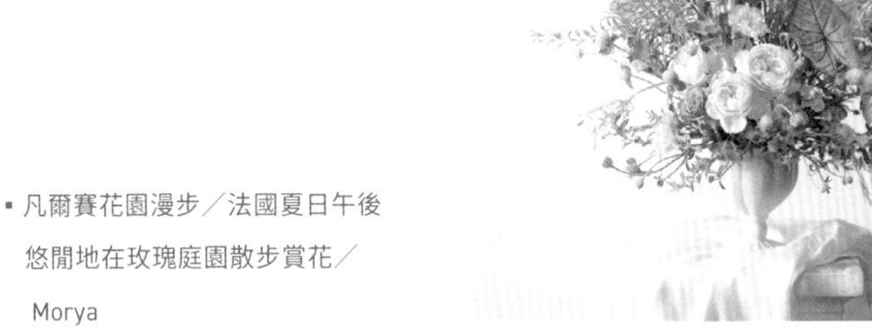

▪ 凡爾賽花園漫步／法國夏日午後悠閒地在玫瑰庭園散步賞花／Morya

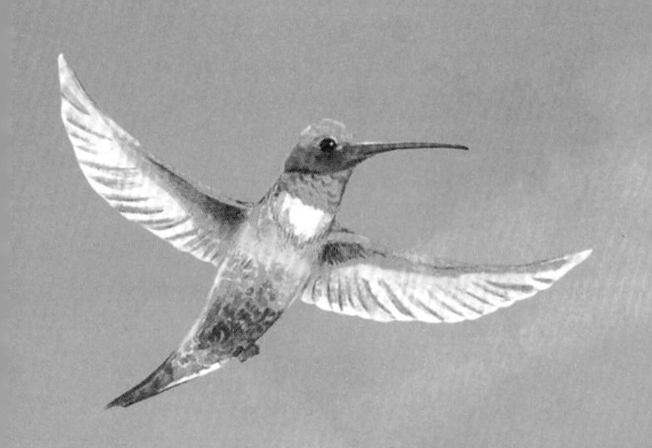

PART 3 秋季

蛻變，放下過往枷鎖

探索新方向

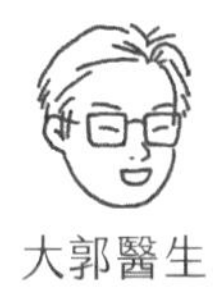

大郭醫生

在體會完春天與夏天之後，我們就一起進入秋天吧！在開始之前，請記得，感受並沒有絕對，而我們也沒有要大家全盤接受我們對四季的定義。相反地，我們更希望能看到各位朋友能說出自己對春夏秋冬的感受，那才是屬於你自己的四季，若可以的話就試著把這種感覺畫出來。相信我、也相信你自己，如果連聲音和溫度都可以畫出來，感受就一定可以畫出來。那我們就開始秋天的篇章吧，心佑老師，交給妳囉！

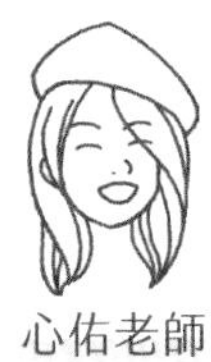

心佑老師

謝謝大郭醫師鼓勵大家「畫出」感受，各位可以想像我們圍成一圈在營火前或咖啡館裡聊聊天，我只是第一個在團體中分享的人。秋天我想到中秋節，聽到月餅預購時會想，什麼？這麼快就要中秋了！今年進入下半場了。回顧春天走來一路收穫了什麼？反思需要調整什麼讓今年結束的時候問心無愧。腦海中浮現古人從月亮盈缺感受歲月流轉，思考人類渺小的存在，在時間長河裡有什麼意義？能留下什麼？這種很感傷也很有啟發性的提問。

秋天容易誘發惆悵與情緒低落，生命流逝的抑鬱與焦慮感，綠葉轉黃，落楓滿地，大自然明顯地暗示著死亡，那個我們最逃避去想的事情——儘管我們都知道死亡是生命的一部分，就像秋天過了就是冬天……假若我們能接受現狀，拉高視野想像終點，就能進入秋天象徵的感受旅程：蛻變。每當我帶領學員用畫畫轉化情緒常感到讚嘆與佩服人的潛力，放下過往經驗的枷鎖，探索新的方向。

記得大郭醫師說過，夏天到冬天是極熱到極冷，這變化如果瞬間就變，大多數人受不了的！而秋天就是扮演了不可或缺的轉換階段。大郭醫師，這部分可以再跟我們多說一些嗎？

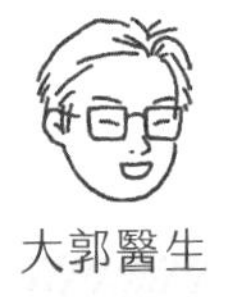
大郭醫生

好的，謝謝心佑老師。我在夏天的篇章中告訴大家勇於表達感受讓對方知道，讓流動的熱力來承續彼此的感受，但對方可能不按照你期待的方式回應你的感受，可能的原因有很多種，有可能他無法理解你的意思，也有可能雙方堅持站在自己的立場以至於完全沒有交集。這時你該如何運用吸引力法則與夏天的熱情，接住回應並作出反應？就如同我跟心佑老師分享的，我想到秋天是接住夏天的炎熱，並過渡到冬天的寒冷重要的過程。

我們可以用寫文章時的「起承轉合」來形容，如果春天是「起」、夏天是「承」，**那麼秋天就是「轉」，轉換溫度、轉換心情，同時也轉換看待事物的標準**。我們又何嘗不是這樣？隨著年紀漸長，積累下來的社會歷練使我們看待事物的角度與判斷的標準跟著轉變，這也是正常的。夏天之所以能接到冬天，是因為有秋天在才能轉得那麼順！那麼人與人之間的連結與對話，是不是也一樣？我們的生命是否也一樣？我注意到心佑老師提出的幾個關鍵詞：轉化、蛻變、反思與接受，或許這就是秋天要告訴我們的秘密，幫助我們華麗轉身，讓我們看到秋天美麗的風景，原來這些美好的變化一直在自己身邊。

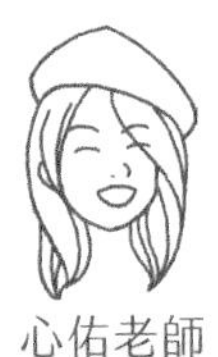
心佑老師

秋天的色彩有神秘的美感，就像大郭醫師說的，彷彿有什麼秘密等待著我們探索。人們說的中年危機也可能是轉機，過去的我很抗拒變老現在卻很喜歡中年階段，反思之所以轉化年齡焦慮，在於好奇老的時候會看見怎樣的自己，生命結束時是否心滿意足來地球走一回想玩的都有玩到，是否為世界貢獻一點心力。因此秋天要轉得順，免不了要意識到冬天，「以終為始」從冬天的定位反思秋天，就像機場轉機也要轉到你想抵達的地方。

秋天的關鍵：轉化、蛻變、反思與接受

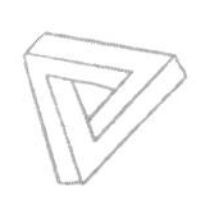

轉化

轉換角度
化解問題

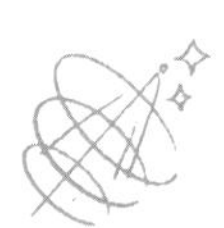

蛻變

翻轉突破
更新改版

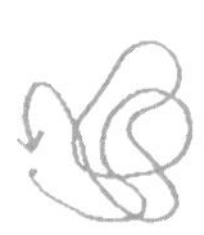

反思

以終為始
回到當下

接受

找回內心
的穩定感

啟動秋天的四種力量

1. 眼光——

從問題的外面來看問題

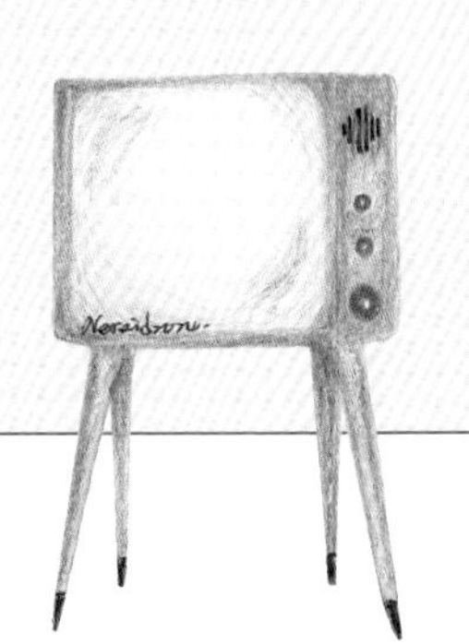

老婆：你看，我的眼光不錯吧？

我：是啊！我從很久以前就知道了！

老婆：喔……？那你是從什麼時候發現的？

我：從妳選老公的時候就知道了！

老婆：啊……？那是我一生中最大的賭注吧？

我：我認識的妳是從來不做沒把握的事的！

老婆：啊……（無法反駁）

幾個月後的某一天

老婆：真是的，這麼簡單都不會看，你的眼光怎麼這麼差？（氣頭上）

我：妳可以看不起我，但是我不准妳看不起妳自己！

老婆：啊……？（瞬間消氣了）

觸發心感受

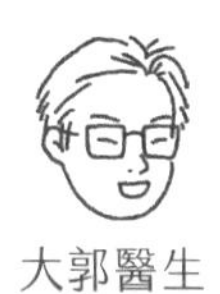

大郭醫生

聰明的各位有看懂上面兩個故事嗎？在我解釋之前，就讓我們先來看心佑老師的心得吧！

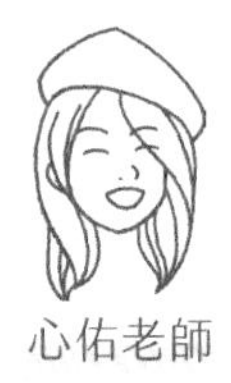

心佑老師

這樣講老婆很難繼續生氣啊！各位男性朋友學起來！

我想到了蘇東坡和蘇小妹的故事，心中有佛看出去人就像佛，心中有美看出去都美。看出去的人像米田共，是因為心中有……老婆讚美老公好等於讚美自己好。說別人等於說自己，怎麼看自己就會怎麼看別人。「奇蹟課程」說：外面沒有人，所有人都是我們自己。外界是我們看出去的螢幕，電視想換別台看，我們不會去換螢幕（他人）而是拿起遙控器（自己）。轉遙控器也就是轉換自己的心情，自己心情好看出去大家心情好像也都不錯。

各位請回想一下，生命中喜怒哀樂的場景出現的人都不同，但始終有一個相同的人在現場，那個人是誰呢？就是我們自己。如果心情不好是某人造成的，但某人已不在了，你還是心情不好，那某人並非主因，通常很快會再有另一個某人取代位置繼續讓你心情不好。當然外界會影響我們，但隨著外在轉動很難站穩自己。看見自己並不容易，有螢幕才能看到遙控器轉到哪一台，所以「看別人等於看自己」，就把別人當作是我們的螢幕吧！大家不妨做個實驗，放下書本看看周遭的世界，不論你在家裡或在咖啡館，你看到了什麼？你覺得你看到的人好不好看？美不美？

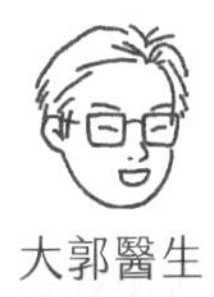

大郭醫生

果然心佑老師是比我有文學與藝術氣息的，我想的比較簡單一點。這原本只是莞爾一笑的故事而已，不過我們可以試著想想，很多夫妻之間常常隨著相處時間一久往往互看對方不順眼，因為最了解對方缺點的人就是自己，心裡怎麼想、事情就怎麼成，本來沒那麼不順眼的竟然就真的不順眼了。

我們試著回想一下，當初彼此互相認識時為何決定交往和共組家庭呢？不就是靠著相信自己的眼光和判斷力還不錯嗎？心佑老師說的真好，看著別人其實也是看著自己。當對方稱讚自己眼光好的同時，其實也是稱讚自己挑選另一半的眼光其實是不錯的；反之，當開始對另一半嫌東嫌西的同時，其實也意謂著自己的眼光和判

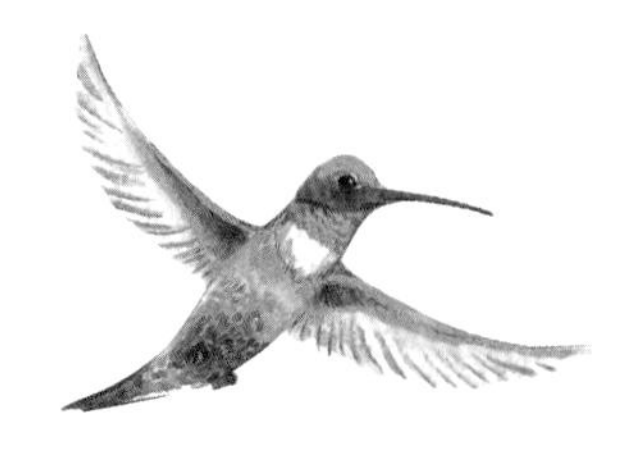

斷力並沒有想像中那麼好了。

當然，這只是說明一部分的情況，也只是在告訴各位可以試著轉換一下心情，學習從問題的表面跳開，改站在問題的外面來看問題本身，當另一半又開始嫌棄你的時候，不要針對問題的表面去爭執，而是試著去看對方的優點，從對方的立場去思考，誰對誰錯其實不是問題核心，彼此相愛才是，看到對方的價值才是問題的根本。看問題的角度對了，答案也就不遠了。這個關鍵在哪裡？關鍵在「你認識自己嗎？」

我們用秋天的蛻變來練習一下吧！

\ 延伸練習 /

行動藝術小遊戲：你看到了什麼？

行動藝術是透過行為動作去表達或引發某些議題的討論，最近知名的是在牆上貼香蕉這個爭議性作品。其實行動藝術的理念是——「你的行為就可以作為一種藝術形式」演變至今也經常邀請觀眾與媒體參與創作，行動藝術教母 Marina Abramović 有一個作品就是在展場與陌生觀眾對看一分鐘並記錄過程。接下來讓我們和親人朋友們模仿一下這個活動吧！

遊戲規則

1. 兩人對坐保持靜默看著對方的臉一分鐘。
2. 每次結束可以簡單分享，安靜一下下再換人。

你看到了什麼？可以是夫妻情侶或親子對看，輪流換人看會比較有感覺，例如：媽媽先和爸爸對看，接著換跟女兒、兒子，再換回跟爸爸。除了看到對方的黑眼圈或痘痘之外，還有什麼感覺呢？

觀察重點

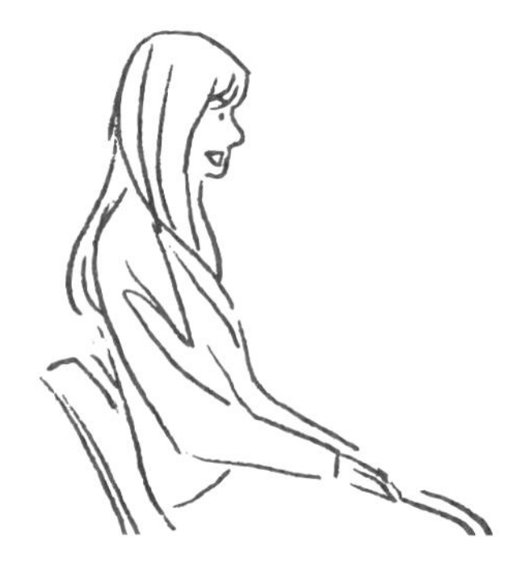

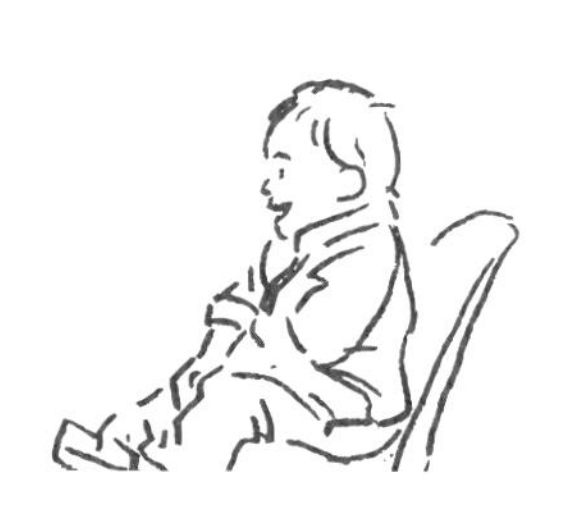

這個練習讓我們變換眼光，靜下來從他人的眼睛來看自己。有學員分享看到了不曾理解的對方的心情，也有人說，很久沒有這樣好好看著家人，太多時候忙著講話看手機。

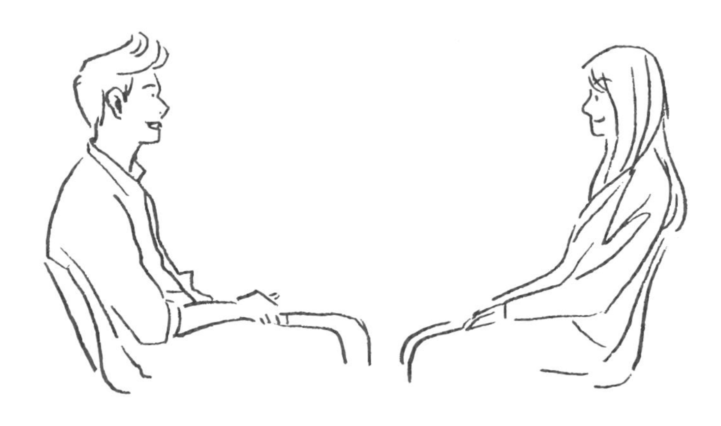

2. 上談判課——

跳脫眼前的現實

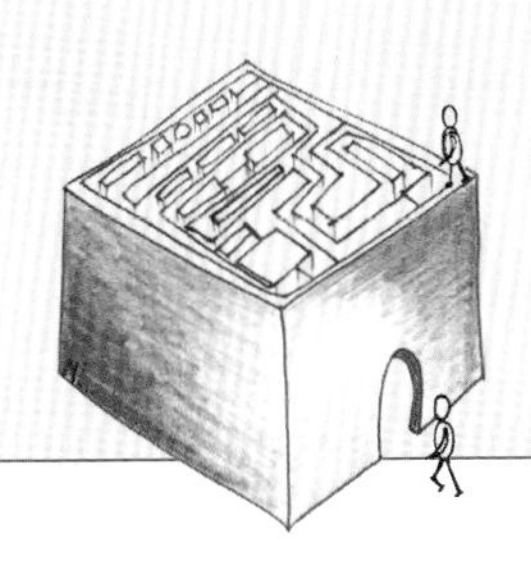

老師：我和老婆結婚時說好婚後她在家扶持就好，結果沒幾年她就吵著要出去工作。

學生：後來咧？

老師：我是教談判的，所以我就發揮談判的技巧——「1. 家事要做好才可以出去工作；2. 我工作賺的錢是我的，妳賺的也是我的！」

她說好，所以我同意讓她去工作！

學生：後來錢真的都是你的嗎？

老師：真的都是我的啊！只不過……

學生：只不過什麼……？

老師：都是她在花……

請問……我還要繼續上他的課嗎……？

觸發心感受

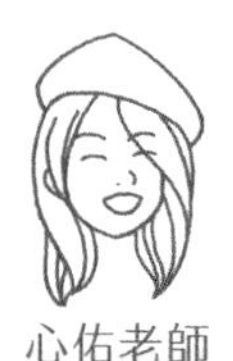

心佑老師

不知道大家有沒有這樣的經驗，看似贏了後來卻發現輸了很多，或者當時覺得輸了，一段時間後發現你才是贏家。

輸贏不是重點，重要的是大家都獲得想要的東西了。退一步海闊天空，說贏了也不是真的贏，講輸了也不是真的輸。這篇對話裡兩個都贏，一個贏了裡子，一個贏了面子。我覺得這老師很厲害教的是雙贏！我也來幫老公報名一下。聽老婆的準沒錯，耳根清靜都愉快。

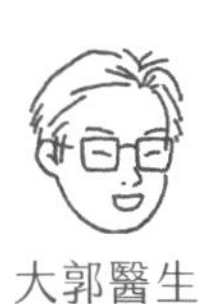

大郭醫生

看來這位老師是得到了心佑老師的肯定了，但她老公可就不一定買單囉！那我呢？以我家為例，錢都是老婆在花沒錯，但是我知道她都是花在這個家上面，讓家人得到更好的營養、健康和保障，受惠最多的人其實是我。看著別人就是看著自己，讓我來管錢反而是最糟糕的決定呢！（我絕對不敢跟我老婆說我想買跑車，因為她一定會說好，然後就拉著我去買；我只是說說，她可是行動派呀……）

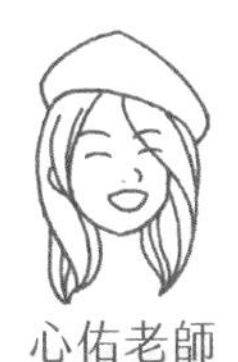

所以看起來都是她在花，其實都花在大家身上。話說談判真是一門藝術，在辯證中找到切入點變換策略，跟創作一樣都需要想像力，畢竟結果成形之前誰也無法證實。旅居埃及的藝術家馮孝英曾跟我分享：心情不好我就去畫花！特別的是我們看到她畫裡盛開的花朵，卻是她看著快凋謝的花所畫出來的。那是一種化腐朽為神奇的希望之眼，跳脫眼前的現實，看見燦爛的笑顏！

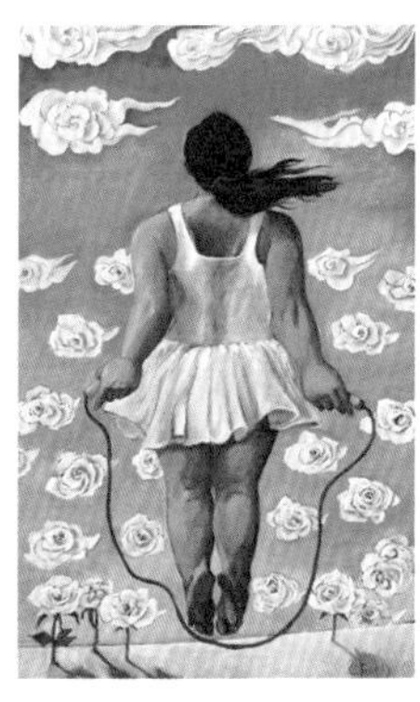

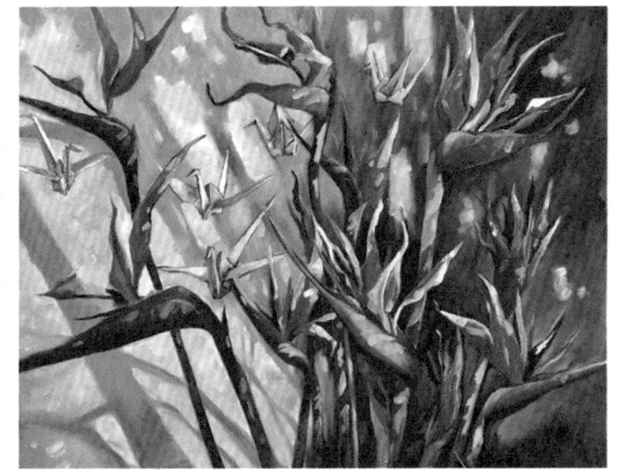

▪「自從阿拉伯之春（內戰）後，我的作品使用許多蛻變的形象來詮釋我心中的美好。用一種歡喜幸福的心情尋找心中的天堂。毛毛蟲蛻變成蝴蝶要用盡許多力氣。蛻變的過程是痛苦的，但卻充滿煥然一新的幸福感。」／馮孝英。

3. 為什麼要改變——

騰出新的空間讓自己更輕盈

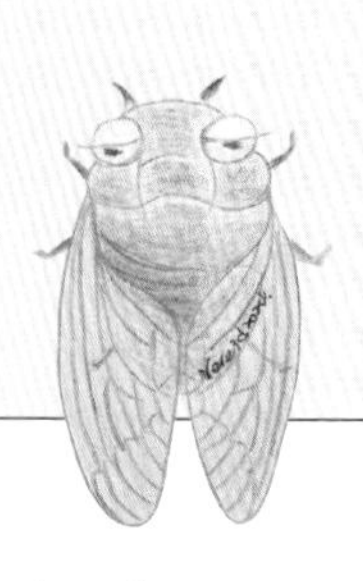

以前讀大學六年級的時候正好遇到醫院正在全面電腦化的改變，許多資深老師不會電腦，因此而排斥電腦；有位不會打字的老師就會叫我們幫忙打字，但是他醫囑上的字我們真的看不懂，打慢點就會被罵。當時我心想，「學這個有這麼難嗎？為什麼抗拒改變？」

今天早上，資訊室來科內說明未來新系統的改變和使用方法，我發現我竟然在問自己，「以前的方式不好嗎？為什麼要改變？」

突然發現，我能理解老師當年的心情了……這證明我慢慢地變老了……

觸發心感受

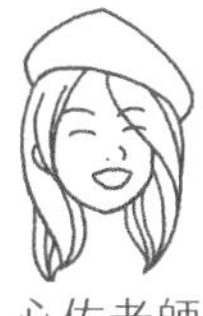

心佑老師

遠距課中我請學員尋找家中存放最久的物品，觸摸並感受它。有人發現，窗簾從購屋後就沒換過，已融入裝潢變成牆壁的一部分。還有人發現，角落的某個紙箱是搬家時想先暫放，結果一放就是十年⋯⋯這篇對話也讓我想到藝術家江賢二說：「對一個藝術家來說，敏感度是最重要的，不能在同一個環境裡面持續重複自己，所以我常常六至七年期間就會開啟新的作品系列。」我們可以學習他創作的心法，讓感知力保持新鮮彈性，應用在生活與工作。

有時候受點外部刺激也是好的，逛逛年輕人的服飾店，更新手機系統，到沒去過的國家旅行等，刺激我們放下存放已久的方法。騰出新的空間讓自己可以更輕盈，有活力！大郭醫師非常跟得上時代的，已經在用 podcast 和大家對話了！

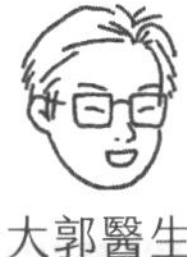

大郭醫生

心佑老師太抬舉我了，其實我不會錄製 podcast，也不會錄製 youtube，能錄製相關節目是因為許多朋友（例如，亦琳的「隔壁的桌子」和哲維的「哲維說書」）的幫忙才能完成。藉由一次次的合作，我們也從彼此不熟漸漸成為了好朋友，目標也順利達成了。這本書也是一樣，我能以此方式和心佑老師合作共同出版，最大的收穫是我從完全不懂藝術治療開始學習並成長與蛻變，感覺自己真的變年輕了（如果不看我的白頭髮的話），這也是秋天密碼的例子之一。

\ 延伸練習 /

斷捨離小練習

遊戲規則

斷捨離小練習，這個星期清理更新一下吧！清理身邊的雜物或者整理手機的 app 等。

4. 肚子好餓——

有感覺就是啟動思考的機會

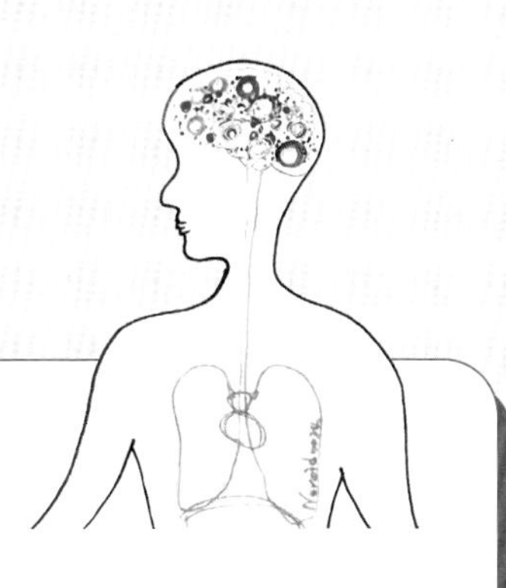

（晚上）

老三 3：爸比，我肚子好餓。

我：那我們趕快洗香香再吃飯，好不好？

老三 3：好，可是我肚子好餓喔！

我：有多餓啊？

老三 3：餓到不餓了⋯⋯

三歲小孩丟這樣的哲學問題，值得我深思一番。

註：老三 3 歲時發生的故事。

觸發心感受

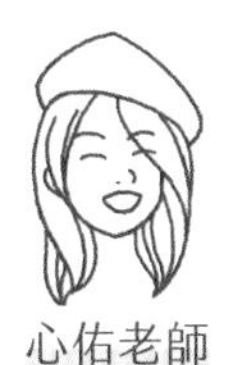

心佑老師

這讓我想到一個繪本描述從東邊往西邊走的人，終究會遇到從西邊走往東邊的人，兩邊的盡頭是同一個點。或許，餓到不餓也有一個交會點⋯⋯

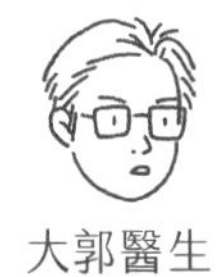

大郭醫生

秋天的密碼就藏在我們日常生活不經意的對話中，就看你我是否有啟動思考的程式而已。如果小孩子說餓了，你就給他準備吃的，那就只是在解決「餓」這個表面的問題而已；或是怕孩子餓到而提前幫他準備好，他連餓的感覺都來不及體會到，那就可能失去啟動思考程式的機會，也就無法親身體驗「餓到不餓了」到底是什麼感覺。當然，我不是要刻意讓孩子體會餓的感覺，只是分享有時候餓一下不用太緊張，那也是觀察感知的最佳時刻，是轉變的契機喔！

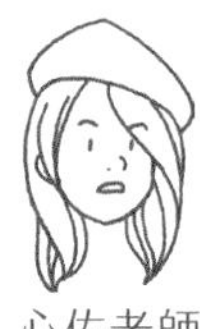

心佑老師

「有感生活」很重要！體驗到餓就能體驗到不餓，有感覺才能觀察感覺的變化，啟動思考創造改變。我曾參加優人神鼓一日營，印象深刻只能打鼓不能說話，打到手抬不起來再繼續打，神奇的是手竟然慢慢變輕了。是失去知覺嗎？其實不是的，是透過過程釋放各種限制性的想法，記得帶領老師說，你的手會找到以前不知道的輕鬆使力的方式。

翻轉是一瞬間，轉變卻是在過程發生的，請對自己有耐心。就像冰塊在室溫下融化我們盯著看似乎沒變化其實內部已經變了，等到翻轉的點才能看到冰塊的消

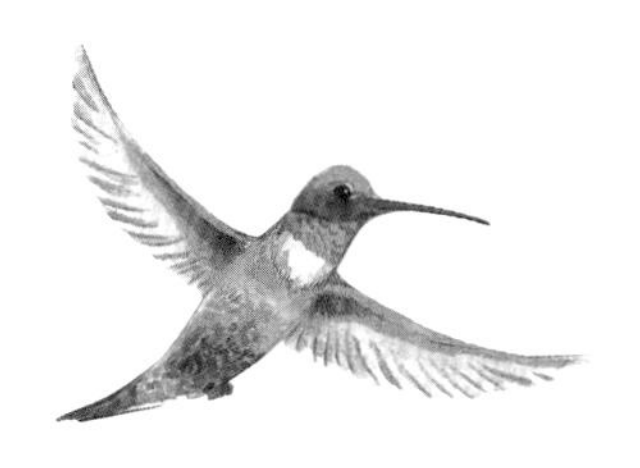

融。情緒轉化也是如此，直接寫下感覺畫出情緒，不管這些色彩線條好不好，持續下去累積力道翻轉那些批判自己的想法，那些你不再需要的想法會在過程中慢慢被消融掉。

笑一笑

大兒子

朋友聚會

朋友：妳家大兒子怎麼沒來？

老婆：喔……他說學校再過兩個禮拜要考試！

朋友：不是，我是問妳的大兒子怎麼沒來？

老婆：對呀！他要考試，他自己說要讀書呀！

朋友：吼，我問的是妳的大兒子，不是二兒子啦……

老婆：喔！你說他啊！他去台北開醫學會，等一下就會過來了。

朋友：（點頭）這樣我知道了！

（我：” $*%#¥ £€……）

\ 延伸練習 /

情緒變身術：情緒的釋放與轉化

遊戲規則

1. 想一個最近遇到的問題或挑戰，感覺比較像以下哪一張情緒卡？用這張卡的圖像當作靈感畫在紙上。

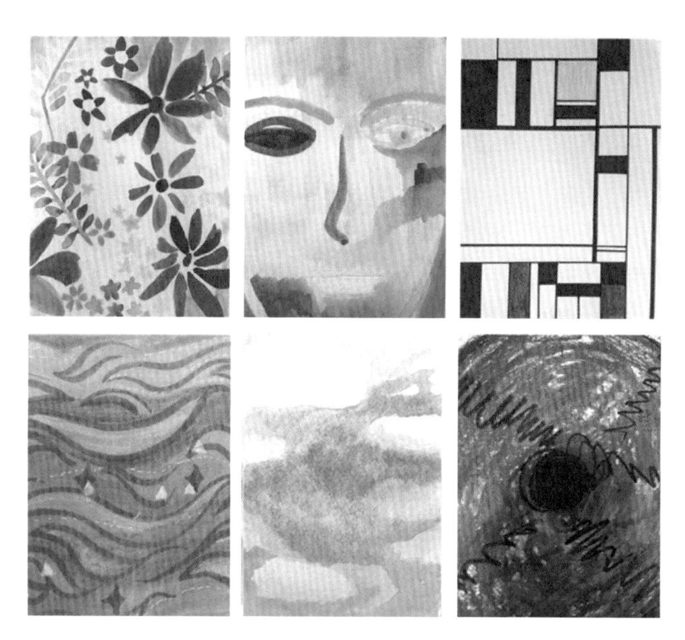

▪ 心內畫創作引導卡的情緒卡。

2 想像這個問題已經解決或轉變，你的心情會像哪一張卡？用這張卡的圖像當作靈感，把它加入步驟 1 的畫紙上。

觀察重點

分享過程的心得，關於最近遇到的問題，你的感覺有什麼變化，有什麼新的啟發或面對方式嗎？

案例分享一 「收服心中的小惡魔」心內畫故事

步驟 1（下頁左圖），作者挑選了「情緒卡」右下角的牌卡代表亂糟糟的心情，從黑色的漩渦開始畫接著畫出一個被小惡魔囚禁的人，還有許多眼睛監看。畫完後他突然覺得這些小惡魔其實就是自我批判的聲音，嘴臉刻薄且以此為樂。覺察後那些小惡魔也就不可怕了，這種責備自己的老把戲以前也出現過同樣的議題。

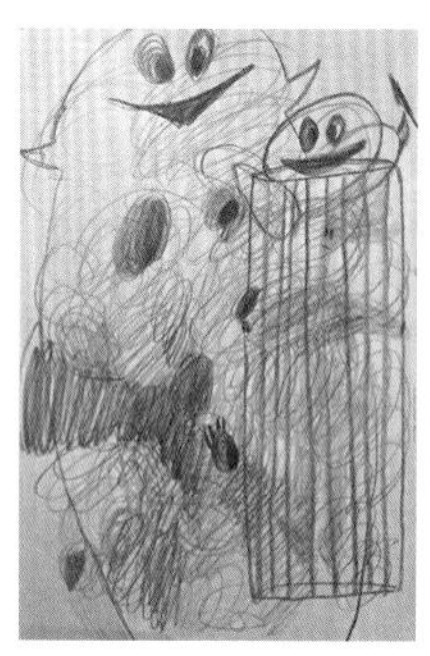
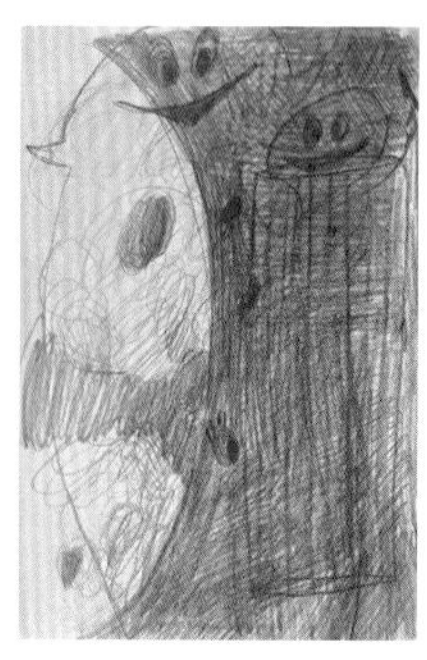
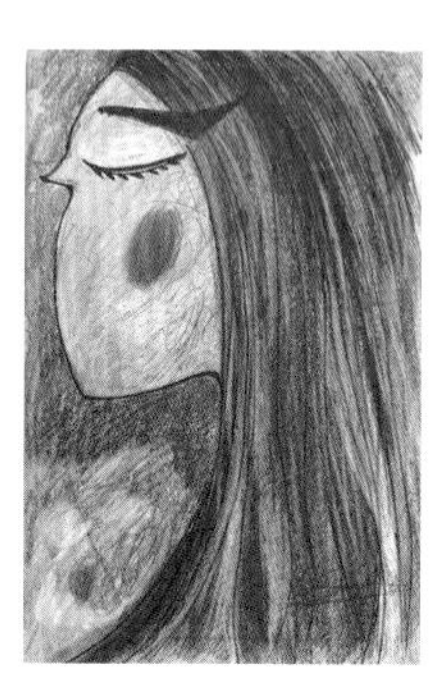

▪心中的小惡魔／先釋放再收整情緒的轉化過程／心佑。

步驟2（中圖、右圖），加入了溫暖和果斷的感覺，被囚禁的人和小惡魔都化成了女人長髮的底蘊，惡魔的咧嘴線條變成了個性眉毛，一個溫暖有信心的女人也具有包容力，脆弱和急性子依舊在，享受生活熱愛自己也依舊在。轉化亂亂的情緒後回復了信心和沈穩的生活步調。

案例分享二　「被啟動的種子」心內畫故事

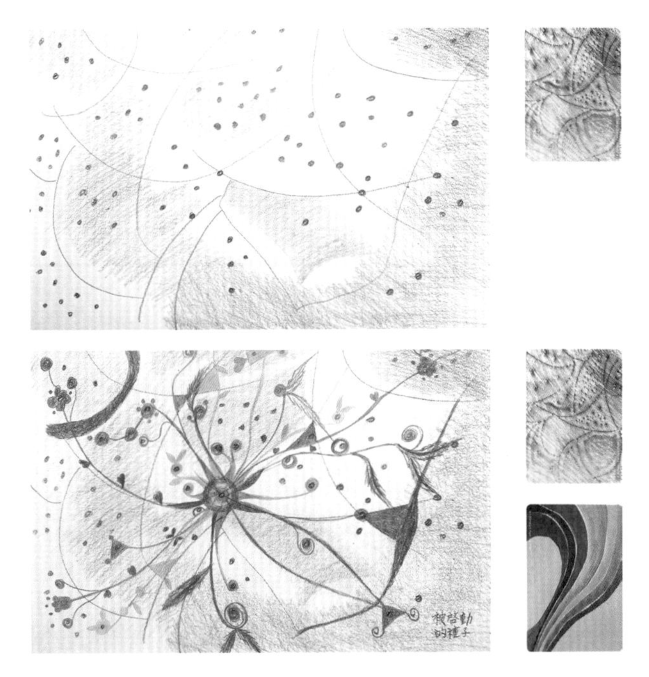

▪ 被啟動的種子／使用心內畫創作引導卡進行情緒變身術／施子。

施子擔任紫微學會理事長，學會裡正推出某個很棒的課程，但大家似乎不懂這課程的真正價值，導致支持的人多可是報名的人少，她覺得心情灰暗有點猶豫是否喊停。

後來她想像了問題已經轉變，自己的心情會像彩虹般明亮繽紛。於是就把步驟 1（前頁上圖）的黑點都上色（前頁下圖），畫的過程中她慢慢變化情緒的頻率，調整到豐盛美好的感覺，她想到了每個顏色就像一群人，「黑點是一顆顆人心的種子需要去啟動它，所以我才取名叫被啟動的種子，種子長出來的都是不同的樣子，就像圖裡每個族群的樣貌」畫完後她確定自己想繼續辦，但是跟不同群的人需要用不同的點切入溝通，而不是只有一種表達方式。

施子看見了從自己出發的核心力量，領導團隊的她就像中間那個匯集各種色彩的點，調頻後重新充飽電了！

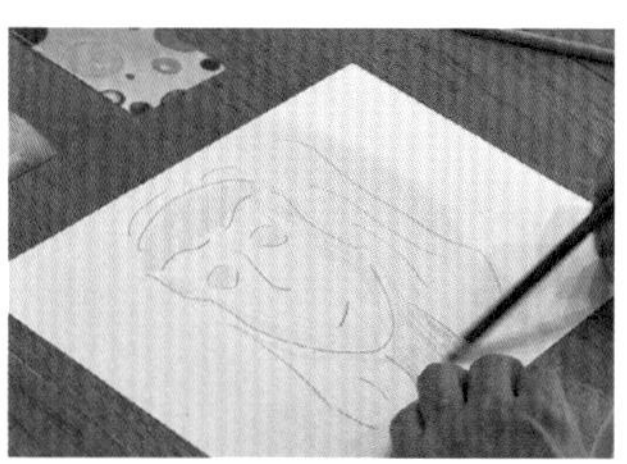

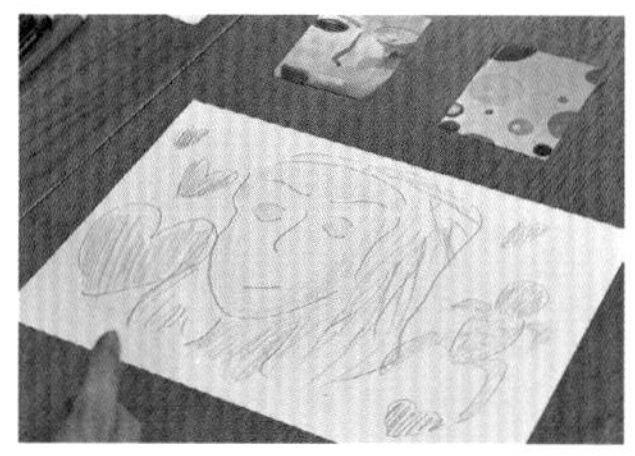

▪ 大郭醫生的畫，用情緒變身術畫的「在乎」。

5. 成功的老爸——

放下一定要成功的壓力

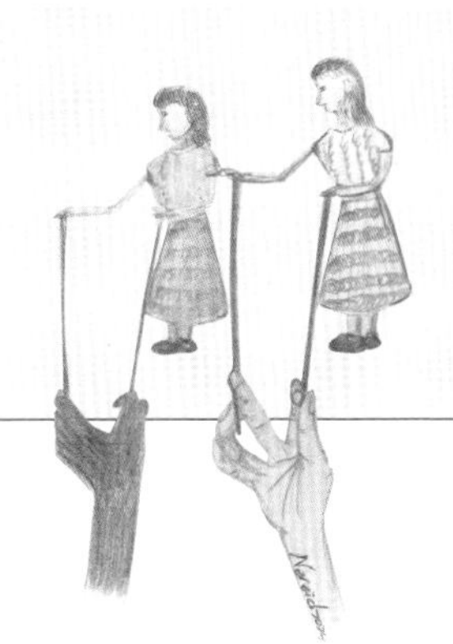

（晚餐）

老二 11：（嘆氣）馬麻，人家說如果老爸很成功，小孩就會很廢……

老婆：這個你放心……你老爸沒有很成功！

老二 11：啊……？

（我看了一下手上的灌籃高手漫畫，然後和兒子互看一眼……）

老大 14：妳這句話讓我聯想到另一句話……「他這輩子做了很多錯誤的決定，然而卻有一個決定很正確！」

老婆：你是說他娶了我嗎？

老大 14：答對了！！

人嘛…… 總是需要生存的……

我知道你們怕沒飯吃……就不怪你們了！

註：老大 14 歲，老二 11 歲時發生的故事。

觸發心故事

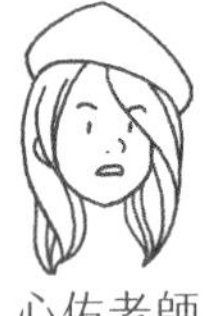

心佑老師

不知道大家是否也發現，大郭醫師成功做到讓家人可以盡情調侃他尋開心，身為家裡扮黑臉的管家婆，這部分我還有很大進步空間。

另一半壯年突然生病，我從備受照顧的角色變成肩負許多任務的忙碌陀螺，五年多來他經歷了不同的療程，現在仍可正常上班，偶爾也能出國散心，早就超過文獻資料估計的一年存活率（這資料我未曾說出口，這裡首次寫出來真的鬆口氣），回顧起來有幾個「與成功有關」的轉折點：

第一：放下一定要成功的壓力

抗癌初期氣氛凝重，不能吃什麼，要吃什麼，誰又介紹了厲害的營養品。病人在前線很忙，後援部隊也是緊張兮兮，還要請小小孩體諒非常時期懂事一點像極了抗戰電影。堅忍、意志力，團結一心收復江山，只許成功不許失敗！結果半年就迎來了令人崩潰的復發。我們學到了這是一個長期的歷程，抗戰作法短暫且容易兩敗俱傷。重要的不是讓所有壞東西消失，而是打造健康與和平的身體，維持體內良好的運作；與其日行萬步、喝無糖豆漿、吃無鹽蔬菜，不如放鬆聊天散步三千步，使身體有點暖度了就好。

第二：珍惜今天的成功

後來遇到疫情每天看到那麼多人染疫過世，似乎本來覺得只想活下去這卑微的願望也變得不卑微了，生命充滿無常不一定生病就比較早走，好好珍惜現在生活在一起，這就是今天的成功。然而，看似心態都改變的情況下抗藥性還是發生了，這次我的反應比他大：還有什麼是我能做的？

第三：忘掉成功與否，開心就好

不去想成功或失敗，生命的得失無從衡量，能夠感受自己找回生活的感知力，感受生活的點滴美好，開心就好！以前只愛工作討厭旅遊的他也開始期待單純的玩樂時光了。

生這場病真的是失敗嗎？還是因此而獲得了蛻變的機會。或許放下「一定要成功」的壓力是轉換觀點的第一步。

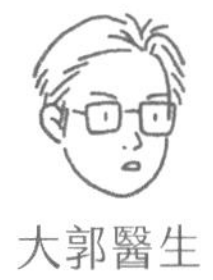

大郭醫生

記得心佑老師跟我說，她第一次看這篇文章的時候看不懂，不知道笑點在哪裡？第二次看的時候突然看懂了，就哈哈大笑起來。等到笑完之後又突然悟出我真正想表達的意思，她太在意只許成功不許失敗的心情，期間帶來的壓力幾乎壓垮家庭關係，她感到自責地哭了。我想告訴心佑老師別太自責，那是多數癌症家庭天天上演的劇情，沒有誰對誰錯。病人和家屬都渴望抗癌成功，都希望對方能瞭解自己這麼做是為他好，卻不知道這常常是衝突最嚴重的地方，以至於雙方的身心靈都嚴重受創。

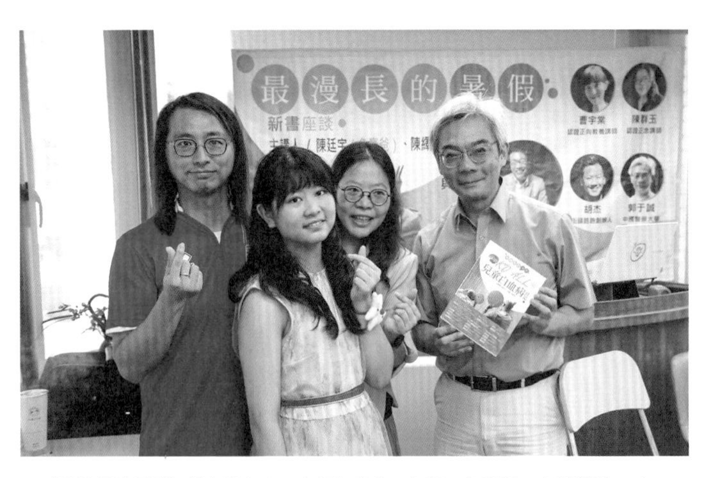

▪《最漫長的暑假》新書發表會，左起兔寶爸、兔寶、兔寶媽、大郭醫師。／2024.07.14。

我曾受邀參加《最漫長的暑假》新書發表會，這本書是由一位才剛國小畢業的孩子——兔寶與其父親兔寶爸共同完成。兔寶在小學一年級時被診斷罹患白血病，書中提到他們在治療期間不只一次發生誤會與衝突，例如，兔寶爸常常因為兔寶不聽勸地走向一個充滿危險的窗戶而大聲斥責她，等到他發現原來她從窗戶看出去的遠方是家的位置而懊悔不已；而兔寶也常常自責是自己的疾病拖累了父母親而大哭，最後一家人抱在一起痛哭，哭完之後終於理解「家人在的地方就是家」！

兔寶花了二年半的時間抗癌成功並把抗癌過程寫成書，她在發表會時對著大家說，她現在最想要的願望就是想辦法活下去，我很驚訝一個才小學一年級的孩子就必須承受些痛苦，又這麼懂事，兔寶媽也因此辭去原本高階主管的外商工作，轉而推廣正向教養來幫助別人，一家人都很令人佩服！

紀伯倫曾在〈先知〉一文中提到，「你是弓，而你的孩子好比有生命的箭借你而送向前方。那射手看到了無限之路上的標靶於是用祂的大力來拉彎你，以使祂的箭能射得快且遠。」要知道，病人如果是那把箭，那麼照顧者可能以為自己是射箭的人；其實不是，照顧者真

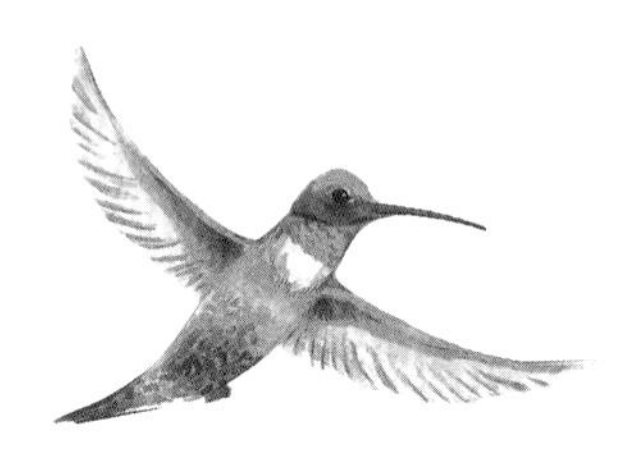

正的角色是那把弓；那射箭的是誰？我們可以好好地思考一下。

不過，我已經感受到心佑老師看了我的故事後，不知不覺間已經默默運用我之前提到的吸引力法則和同頻共振的原理，掌握到心想事成的關鍵因素，再加上秋天提到的轉變與接受找到情緒的出口了。如果各位也一樣正受困其中，建議可以閱讀《最漫長的暑假》，或是像心佑老師一樣先把情緒畫出來，然後運用吸引力法則的心想事成概念來轉變自己的情緒，我相信你們也可以找到自己的出口。最後我要補充一件事，紀伯倫那段話是我那充滿睿智的老婆分享給我的！（兔寶說人總是要想辦法活下去，我學到了。）

\ 藝術的力量 /

超越美醜的界線

藝術家陳佩君之前受到藏家喜愛的大多是寫實風格的優美畫作。罹癌後她決定跟從當時內心的聲音，以畫療癒自己，創作出「醜貓阿格力系列」陪伴她度過艱辛的治療過程。在我看來這醜貓一點也不醜，如果真善美的「真」是藝術的第一個要素，那麼能夠欣賞醜貓的人也能發現她真實心靈蘊藏的善與美。

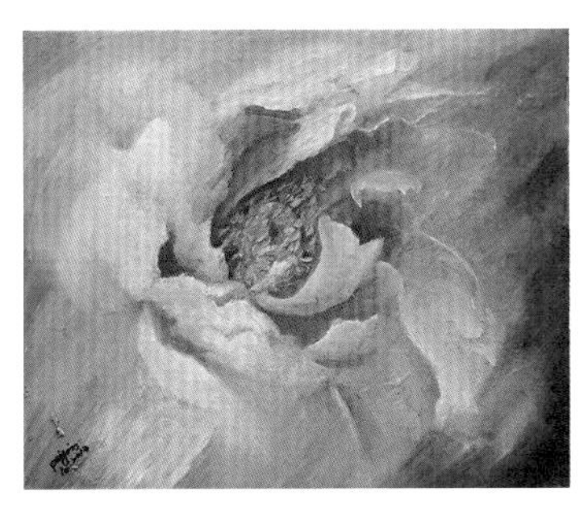

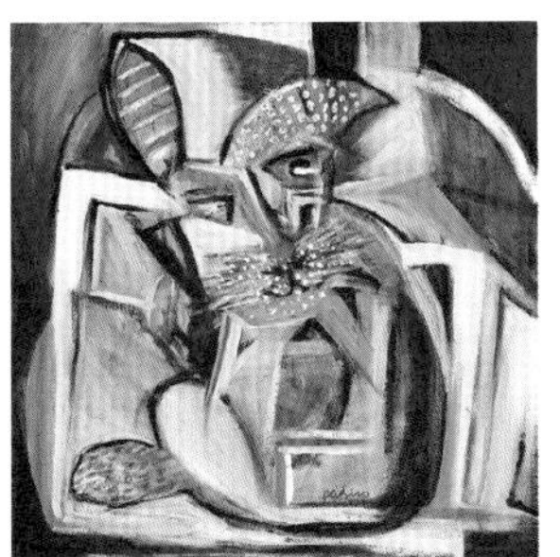

▪（左）光之舞（右）醜貓阿格力／陳佩君。

如何真實面對自己呢？佩君與我分享了她走過的轉化之路，以下這張是最低潮壓力最大時畫的，後來有人想收藏她都捨不得割愛，因為「裡面有很珍貴的東西」，那是一種剎那之間的解脫！跟自己妥協自我對話一切痛苦都過去了。

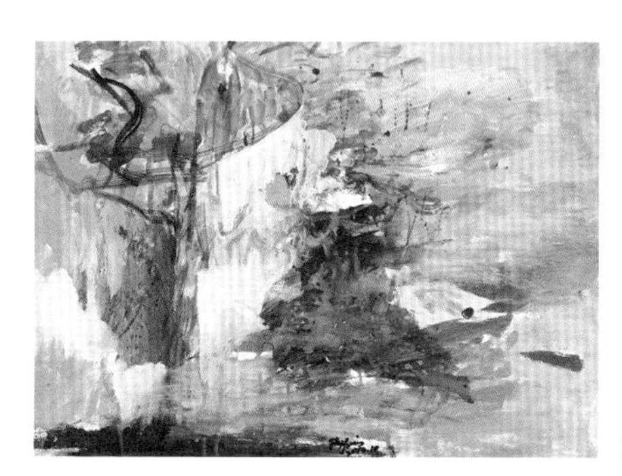

▪ 面對內心真實的情感／抽象／陳佩君。

解脫後出現這幅〈境界的彼方〉，有了往前走的重生力量。由此可見她已走過感受的旅程轉化內在束縛。穿越美與醜的界線，忘掉成功與否並不容易但也並非不可能。若你也正在走這條路，請對自己有耐心且相信你不孤單。

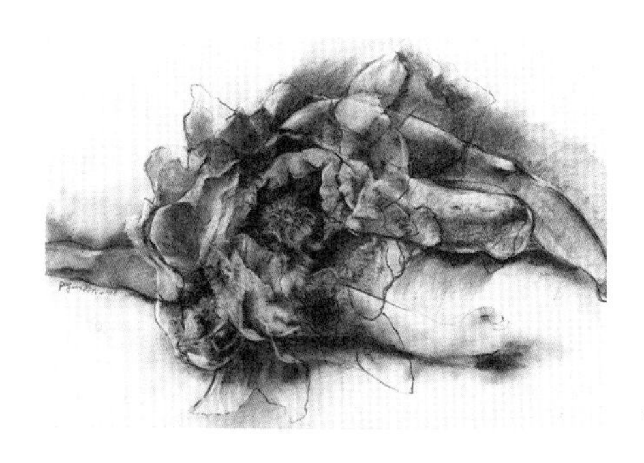

▪ 境界的彼方／陳佩君。

6. 狼來了——

翻轉預設立場

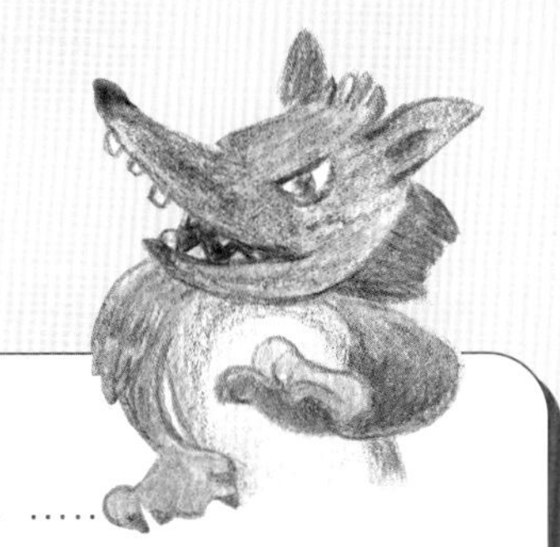

晚上講完睡前床邊故事〈狼來了〉……

我：好，我講完故事了，喜歡嗎？

老三$_2$：（喝著奶瓶）喜歡。

我：好，那我來問你，誰錯了？

老三$_2$：大人錯了！

我：哦……？為什麼呢？

老三$_2$：因為大人不相信小明，所以羊被狼吃了。

我：也對啦！可是……大人為什麼不相信小明呢？

老三$_2$：因為小明說謊，騙大人「狼來了」。

我：所以大人以為小明又說謊，羊才會被狼吃掉，對不對？

老三$_2$：（點頭）對！

我：所以，我們可以說謊嗎？

老三$_2$：（搖頭）不行！

我：很好，不可以說謊哦！

老三$_2$：嗯！

我：好，那我再問你一次，誰錯了？

老三$_2$：大人！

我：呃……？為什麼呢？

老三$_2$：因為大人不相信小明，所以羊被狼吃了！

這下子換我得好好想想了……

註：老三 2 歲時發生的故事。

觸發心感受

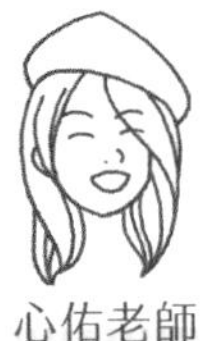

心佑老師

大郭醫師我被你們家這位兩歲小孩療癒了！他顛覆了故事的預設立場。這故事已被刻板化，用來規訓不說謊但卻忽略了小孩的角度。一個巴掌拍不響，「如果大人能再次相信小明 ，羊就不會被吃了！」這是事實沒錯。所以結果會發生，需兩個因素同時符合，即小明繼續說謊，加上大人這次不相信，但說故事的人只想告訴小孩不要說謊，沒有注意到對話另一端的大人。兩歲小孩尚未被制約才會看到，「大人這次不相信」。他很公平沒有偏袒小明或大人，看起來他是在說兩個人都不可學。小孩要誠實，大人也要學會明辨事情與信任小孩。

小孩靈活地翻轉了觀點。以前我太乖了，聽完後愧疚害怕……會不會哪次我求救但大人不相信，製造了不被信任和被放棄的恐懼。童話故事的道德教育常用恐懼威嚇的暗示，小孩聽話了心理的陰影面也擴大了，或許我們可以用主動的創造力重新進入故事，翻轉陰影面找回光明。

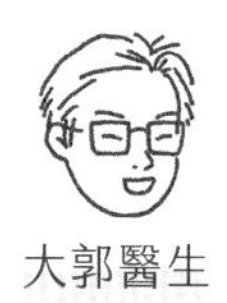

大郭醫生

孩子還小的時候常常要我講故事給他們聽，有時候講到我知道的故事都講完了只好開始編故事，後來索性就把全家人都當成主角編進去了。我發現，這種做法大大增加了故事的精彩度，因為原本聽故事的人是故事外面的旁觀者，藉由這樣的方式變成故事的參與者了。以這個故事為例，我聽到孩子的說法後不直接對他糾正成一般的制式答案，而是把孩子加進故事裡去，反問他們，「你說大人錯了，現在你在故事裡面，小明跑來跟你說狼來了，你會怎麼做？」藉由這樣的方式去體會被騙的感覺並尋找更好的處理方式，這就是反思。

後來就以這個為出發點又繼續擴展原本的故事，到變形金剛來幫忙小明了，甚至全家人像賽亞人一樣學會變身打敗了狼，媽媽還用鍋鏟把敵人打得滿地找牙，戰線最後還延伸到了外太空……這都是後話了。再強調一次，各位可以用畫的把心情畫出來，試著思考心裡想的到底什麼才是最重要的？小明錯了嗎？大人錯了嗎？還是野狼錯了呢？誰對誰錯是重點嗎？什麼才是你要的結果呢？那才是「心想事成」的最終目標不是嗎？這樣畫這樣想就會成功了！

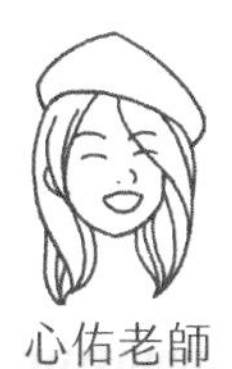

心佑老師

好生動的編故事時間，難怪大郭醫師會成為作家。不知各位讀者有想過從大野狼的角度來說這故事嗎？一定很有趣！「畫出心情再思考什麼是最重要的」協助我們覺察與運用吸引力法則，打造你想看見的世界。

\ 延伸練習 /

童話故事續集：改造童話故事

遊戲規則

改造童話故事，把句點變成逗點重啟新的篇章。回想兒時印象深刻的童話故事，民間傳說虎姑婆或年獸，卡通漫畫皆可。把結尾當作開頭再寫一段新結局，或嘗試畫出故事續集的封面。

7. 白白胖胖——

賦予事物新的定義

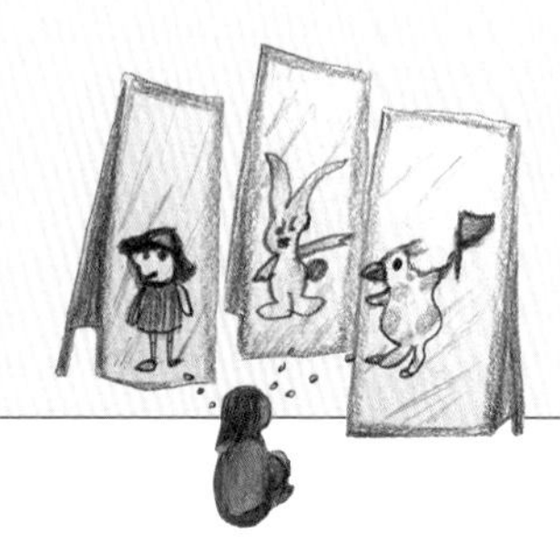

老婆：你看，我把你養的白白胖胖的。

我：胖是有啦！可是我明明皮膚就很黑啊，哪有白？

老婆：我是說頭髮……

……有人這樣形容「白白胖胖」的嗎？

觸發心感受

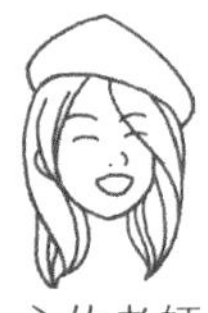

心佑老師

大郭醫師的老婆大人很有創意耶！果然有美術班培養的才華。這讓我想到有位自學十三國語言的專家分享，他學語言都自製單字本收集自己喜歡的會用到的詞彙，然後自己寫上定義。

現在就讓我們也來玩看看自己的定義吧！

可可愛愛：看了開心。

清清淡淡：身體好。

白白胖胖：白頭髮長得好，營養充足。
瘦瘦高高：抬頭挺胸往前看的人。
親愛的：稱呼早上看到的第一個人 。
對　話：「　　　」。

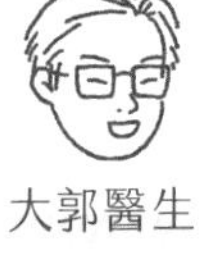
大郭醫生

還記得我前面說的嗎？她想要我白白胖胖的，我就真的白白胖胖了。那換我問各位，我和心佑老師寫本書的目的是什麼？看了我們的書就能讓癌細胞消失嗎？當然不是，我們要讓各位笑，打從心底笑得出來，病就好一半了！

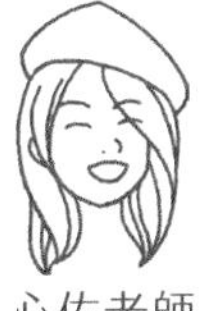
心佑老師

沒錯！笑帶來放鬆和療癒，你可能看到某段對話笑了，也可能看的時候都沒笑，闔上書頁想到，「怎麼會有這種書」然後就笑了。我要跟大郭醫師坦白，剛開始看到你紀錄生活的對話有些笑點不太懂。然而多看幾次後感受到你對生活的真誠，觸發我與自己對話，去感知生活各種滋味，確實發現「打從心底笑得出來」更常發生了，儘管仍是病人家屬，病程時好時壞，但我們把笑的權利與能力找回來了。先生分享發笑的時候，好像就變回沒有生病的人了。

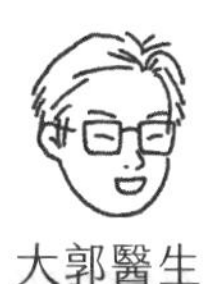

聽到心佑老師這樣的分享真是太棒了，這就是我想要的結果！

＼ 延伸練習 ／

畫出你的新名字

你畫的都是對的！

遊戲規則

你想要大家叫你什麼名字？畫出來讓別人猜猜看。

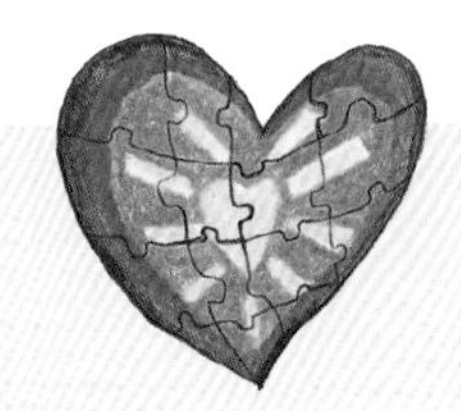

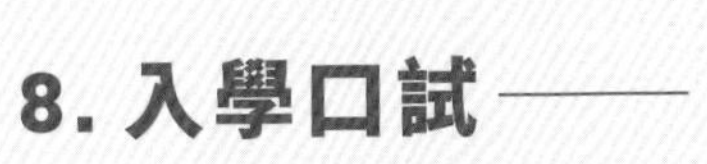

8. 入學口試——

將挫折轉換為契機，追求自己心中的完整人生

我受邀擔任大學入學口試委員，現場……

考官 1：妳為什麼想來報考？

考生：因為我爸媽也是醫護人員，而且我小時候奶奶生病……（幾乎超過一半考生都提到奶奶或爸媽生病）

我：妳的資料裡面提到妳曾經在美國讀過小學，可以說一下嗎？

考生：是，因為爸爸出國受訓，所以我就跟著去唸了兩年小學。

考官 2：那妳覺得兩邊的教育差別？

考生：美國比較重視團隊合作和自我養成，台灣只是一直要學生考試又考試，不要求學生問為什麼？也不要求學生互相幫忙。

我：那妳自己的人生規劃呢？實話實說就可以了！

考生：老師……我剛剛說的奶奶那是真的……

我：哦，對不起，妳誤會了。我指的是妳不一定要說

「錄取了一定會來」之類的……（前面的考生都這樣說）

考生：我……即使這裡錄取了……我還是有打算出國唸書……

考官：為什麼呢？

考生：因為……美國的教育比較是國小玩到高中，大學開始拼；台灣是國小拼到高中，大學開始玩……

同學，妳畢業了～

觸發心故事

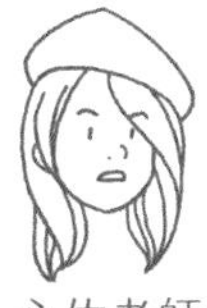
心佑老師

看完的心得是玩還是要玩，只是先玩還是後玩。據說 95%的人到了生命盡頭時，仍覺得自己沒有去做想做的事。如果人生是一個遊樂園，你是否有一定要玩到的體驗，各位請天馬行空的想像不虛此行的感覺。大家猜猜看我常得到的回答是什麼？高空彈跳？環遊世界？都不是，最常聽到的回答是：不知道！不知道自己想要什麼。沒有目標就容易隨波逐流用掉自己的時間。學校考卷問了千百個問題，就是沒有問我們的孩子一個簡單的問題：你想要什麼？因為這問題對學校來說，太難計分了。

記得四十歲時，有媽媽朋友約我一起去夜店玩「做自己」。我驚訝的問，難道你們年輕時沒去過嗎？他們反問，難道你去過嗎？接著換我笑出來了，原來不是所有人大學都泡夜店、喝酒、跳舞，也難怪現在我都很乖，晚上不亂跑，寧可在家看書。

讓孩子早點「做自己」吧！早點玩，體力、精神也比較好啊！當然有人這輩子都不需要泡夜店的，現在的世代有更健康的玩法。有拼有玩，有玩有拼，可以同時也可以分段進行。重要的是，不失去拼的樂趣，也不失去玩的能力。就像閱讀這件事，有人考完大學或國家考試接下來的人生基本上就不看書了。因為讀書是跟「苦」的感覺串連在一起的，但如果閱讀與學習並沒有被打壞胃口，就能繼續跟書本一起玩到老。

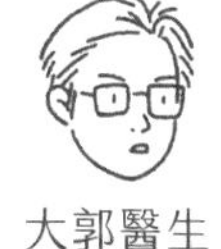

大郭醫生

我很欣賞心佑老師早點做自己的說法，因為我在大學端教書，看到太多優秀的學生從幼兒園到高中一路苦讀，直到上了大學才發現自己不知道喜歡什麼，不知道自己是誰？但是又不知道該怎麼辦？害怕改變不如預期，害怕失敗。

如果說一個人的人生就像一篇文章有起承轉合的話，這群已經上了大學的孩子們可能連真正的「起」都還沒經歷過呢！父母想盡辦法幫孩子鋪好一條不用思考，也不用經歷苦痛的康莊大道，以為這樣就一輩子不會挨餓受傷或吃苦，結果他們沒學過如何面對與處理挫折，最終反而吃一輩子的苦。

故事中，我面試的那位學生，是那天口試的所有學生中最讓我驚艷的，因為她有認真思考過，「自己到底要什麼？」而不是外界賦予的成功定義。這不代表她未來就一定一路順利成功，而是代表她即使遇到挫折也能

透過思考來承接挫折，並將挫折轉換為契機，這也是秋天的秘密之所在。我們來練習一下。

笑一笑

悲劇了

我：哈囉！

病人：郭醫師早安。

我：今天妳女兒陪妳來醫院啊！

病人（笑）：是啊！

我：不錯耶！很孝順。

病人（笑）：是啊！

我：應該唸高中了吧？

病人（冷）：……小六……

這下悲劇了……

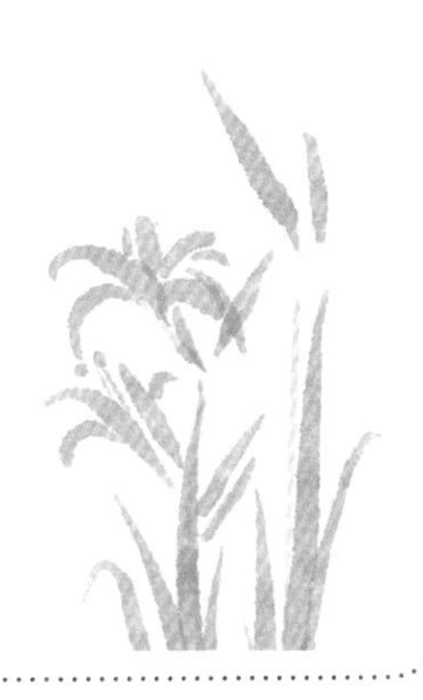

\ 延伸練習 /

繪畫接龍

遊戲規則

當你第一眼看到這張圖你看到了什麼，有什麼感覺？請暫停閱讀文字，先讓自己感受片刻。

圖怎麼被切掉一大半呢？也許你有這樣的疑問。先看到空白部分還是上面彩色部分？你覺得那些彩色圈圈是什麼？是泡泡、氣球，軟糖還是其他？你是否會去想像那空白的部分是什麼？

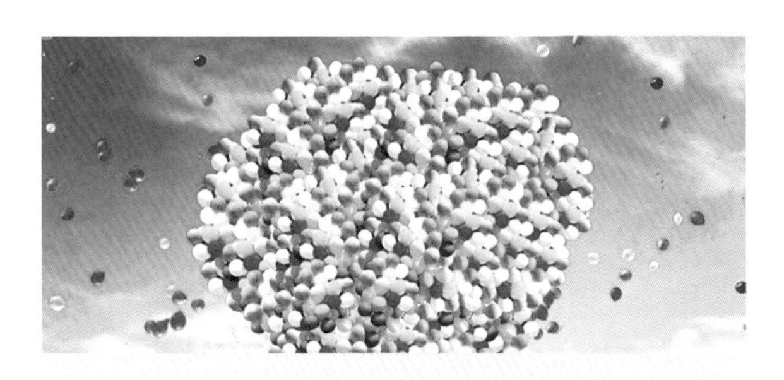

▪ 繪畫接龍的題目。

（詳情揭曉請見 P176）

觀察重點

人的視覺和心理對於未完成，缺角都會有一股好奇心，想要補齊它完整的形狀。如果這個遊戲永遠不會公布答案，它的完整由你決定，你會想畫畫看嗎？有些人會先閱讀不會馬上畫，沒關係順著自己的感覺，先在腦海中想像畫面也很好。

走到秋天的感覺，就像這個圖已經有了一半的畫面被畫好了，正是時候考驗如何「接手」。生活或職場上，你也有過這種經驗嗎？買下中古屋或接手別人帶的團隊，或者比賽晉級需面對強勁對手等等。事情已經有既定印象的時候，你會想用最保守的方法完成反正前面已定大家也能接受，嘗試新的作法增加失敗風險，還是你會想扭轉視野，再造新局？

如果有人真的動手畫了，你覺得這樣的練習可以鍛鍊什麼能力呢？

當你動手「完形」完整畫面時不論結果如何，都能藉由行動暗示自己具備勇氣，能運用和轉化既有資源。增進面對挑戰的經驗值與自信心，不會考慮過多而裹足不前，並能鍛鍊情境應變力和多元思維，遇到挫折保有彈性不求完美解答，相信有屬於自己的完整，每個困境都有突破的出口。

延伸練習的詳情揭曉

心佑老師問：（你說你在氣球裡）你在裡面做什麼呢？
小泰答：我飛在空中很開心啊！我看著前方寬闊的風景。
心佑老師問：為什麼很開心？
小泰答：因為飛起來不用管地面那些煩人的事啊！

藉由繪畫接龍的練習，心中的重擔被揭露以隱喻的方式敘述出來，遨遊在畫畫的時空與自己自在共處。

作者小泰分享：

我一看到畫面就想到《天外奇蹟》這部電影，每次看那故事都覺得有點悲傷，我畫了許多氣球，我也在這些彩色點點裡面（中間幾個白點像五官）。

你有看到氣球裡面的臉嗎？

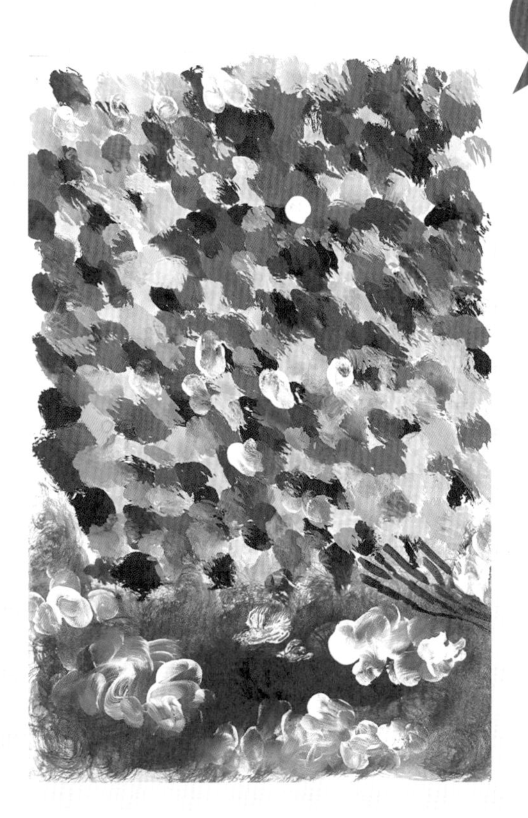

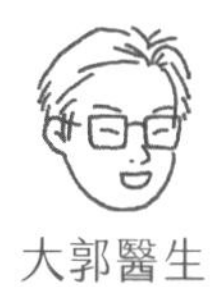

大郭醫生

這個練習實在太重要了，我超喜歡這個練習的。每個人的未來都是未知的，也都掌握在自己的手上。不要害怕去面對未知的挑戰，當你每次遇到不知所措時不要急著做決定，先把它畫出來，也許畫著畫著，困難就消失了，答案也就出來了！

笑一笑

足球小將翼

晚上我陪兒子看完動漫《足球小將翼》，若林源三與大空翼世紀大對決！

老二$_5$：把拔，你當守門員！

我：可是我比較喜歡當教練。

老二$_5$：不行，你要當守門員！

我：好吧……那你呢？

老二$_5$：我是足球，守門員要抱住足球！

原來如此……懂了……

PART 4

冬季

帶來收獲與分享

也帶來反思和傳承

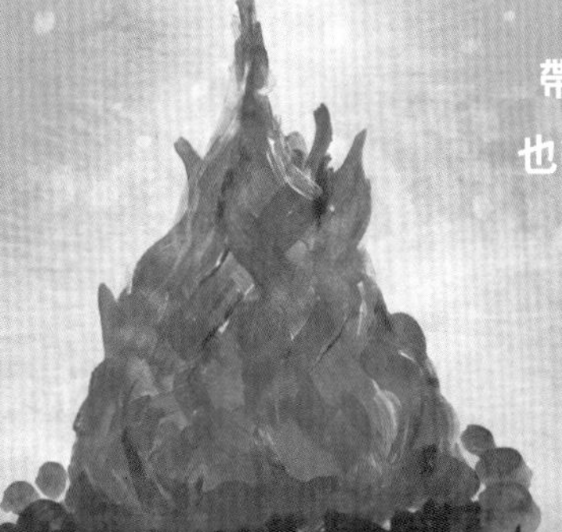

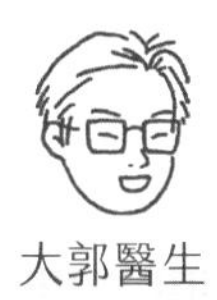

大郭醫生

呼！我們終於來到冬季了，給自己一個掌聲吧！不用我說，相信大家都知道冬天是一年的最後一個季節，它帶給我們的往往就是冷和非常冷（至少對北半球來說）。對於住在台北的朋友，冬天除了冷之外，還有就是下不完的雨。我曾經在台北住過八年，那時候每天出門前會把除濕機打開，等到下班回到家一看，除濕機早已停止運轉，因為儲水槽已經滿了。曬了一整天的衣服都不會乾，經常要靠烘乾機才行。這些問題直到我搬到台中以後就不見了，除濕機和烘乾機都用不到了，這是我對冬天的既有印象。心佑老師，妳呢？

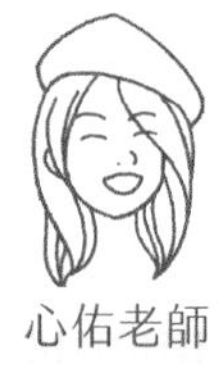

心佑老師

我對台北的濕冷很有印象，不過也有暖暖的回憶，例如，寒流到北投泡湯、聖誕節交換禮物等聚會，以及穿著大衣毛帽進入室內，和朋友聊天捧著熱茶時特別暖心。回到台中，冬天就是火鍋的季節，大家圍著熱騰騰的鍋滋養腸胃和心靈。但是，城市之外就不一樣了，想起冬季拜訪的鹿野高台和三仙台、金山萬里海邊及蘭嶼的部落田調，刺骨寒風驟雨吹得人心寒，之前帶給人平靜豁達的山海，現在嚴酷地考驗體力與意志。就像大郭醫師說的，冬季是整年循環的最終回，年末帶有截稿日的氛圍各行各業都特別忙，衝刺業績總結這一季也是這一年的成果，人人都期待豐收和圓滿，像冬至圓圓的湯圓也像聖誕節跨年煙火的璨爛。我覺得，冬天蘊藏了黑暗與明亮的對比，孤寂暗夜之後將迎接越來越長的白天。

正因為冷和非常冷促成人們相聚陪伴，分享爐火燭火分享心中的溫暖，正因為黑夜漫長讓我們盼望著希望與光明，冬至慶典以各種形式遍佈全世界的文明裡。冬天原來是一個適合歡慶的季節！慶祝走到了終點，以祝福展開下段旅程的起點。

感受的旅程一路從春天的甦醒到夏天的流動擴展，秋天蛻變與轉化，來到了冬天的收獲與分享也帶來了反思和傳承。

冬天的關鍵：聚焦、保持溫暖、慶祝與感恩、回顧與開展

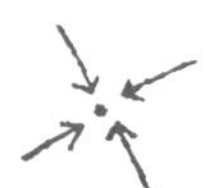

聚焦

聚集能量
在重要的事

保持溫暖

身心保暖
自帶光芒

慶祝與感恩

帶來幸福
平安的力量

回顧與開展

生生不息
永續的心

啟動冬天的四種力量

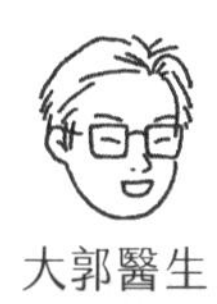

大郭醫生

我想起以前在高雄讀書時，同學最喜歡找我去吃羊肉爐，明明高雄沒其他城市冷，卻是我吃羊肉爐次數最多的地方。為什麼同學最喜歡找我去吃呢？因為我不吃羊肉，所以找我去當分母很划算！那我為什麼會答應呢？因為跟大家一起吃東西很溫暖，而且有其他配菜也夠我吃了。本來的目的不同，但最終目的是大家都滿心歡喜才是最重要的！我們來看第一個故事案例。

1. 親師座談會——

價值隱藏在表面的目標裡

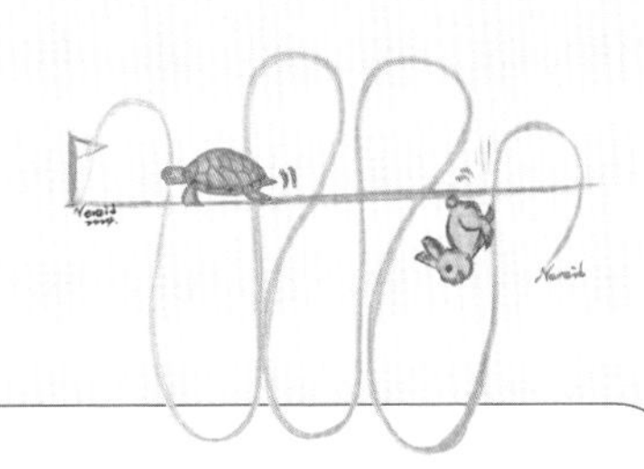

每年參加親師座談會都讓我有一種家長比小孩還緊張的感覺，看到好多家長很認真的在作筆記，學校也很認真地幫家長準備資料，然而我什麼也沒拿，聽完之後做個問卷就走了，有家長問我這樣是不是神經太大條？可是我也不是這種感覺……就覺得……孩子自己怎麼想比較重要吧？孩子自己要的是什麼？我們家長知道嗎？需要幫他規劃到什麼程度？我其實比較想聽的是這個……

最大的收穫是，聽到老師分享了班上已經有幾個同學很清楚自己未來的發展方向，有人想走動畫、有人想從商、有人想在歷史學上求更高的學問，而且都已經開始投入了，才高一就有這樣的心智發展，以前我讀高一時是沒有的，很佩服這些孩子。

我簡單的把兩三行心得用 line 傳給兒子，兒子回我，「了解」，我想這樣應該夠了吧？不要隨便下指導棋，只在需要幫忙的時候才給意見，剩下的路讓他自己思考。

等我回到家時看到兒子……

老大$_{16}$**：**爸……我同學說他遇到你！

我：喔！對呀！

老大$_{16}$**：**然後你約人家到我們家打電動？

我：喔，對啊！因為他跟我說天天都要補習呀！我就跟他說這樣壓力太大了，來我們家紓壓一下吧！

老大$_{16}$**：**然後他媽媽也在旁邊？

我：喔！對啊！我跟他媽媽說放心，你和我可以帶她兒子晉級啊！

老大$_{16}$**：**他媽媽擔心的應該不是這個吧？

不然是什麼？還有什麼比這個更重要嗎？

註：老大 16 歲。

觸發心感受

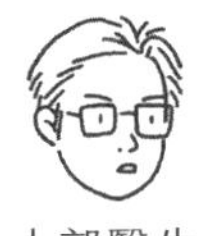

大郭醫生

讀書考試的最終目標是什麼？升學嗎？就好比冬天是一年四季的最後一個季節，如果讀書考試的終極目標是升學而已，那麼升學目標完成後，不再需要升學的你，還要不要繼續讀書考試呢？做父母的人有時候問了一下孩子學校功課準備得怎麼樣？就會得到一個比冬天還冷的表情。我知道大家都會回答升學目標完成之後當然要繼續讀書，不過我在大學教育體系這端看到的經常不是這個場景。

學生上大學了，不用再補習考試了，可以開始玩四年了，八點的課常常很少人準時來上課，即便有來上課也常常前三排都沒人坐（我先舉手承認我也是這樣，我學習成為一位醫師的醫學之路，其實是畢業以後才真正開始的）。少數一些科系例外，例如，醫學系或牙醫系，因為畢業之後還要考執照；執業之後還有繼續教育課程，真的是終生學習。

冬天除了帶給人寒冷的感覺之外，同時也帶給人一種即將到達終點，卻對於未來充滿未知的徬徨。自己走過這些路，現在當了爸爸再回來看孩子們的求學過程與旁邊陪伴的父母，我充分感受到大家對於茫茫未知的未來是焦慮的，深怕做錯一個決定就遺憾終身。因此，我常常在思考什麼是教育？為什麼要讀書？考上大學或是成為醫生是整個道路的終點嗎？如果我今天問的是電動打到第幾關了，那麼得到的還是那個冷冰冰的表情嗎？還有沒有其他的價值隱藏在表面的目標裡面呢？

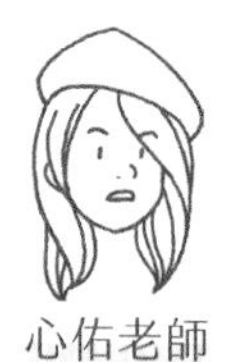
心佑老師

為什麼要讀書？這真的是個很重要的問題。在我的想像裡應該在小一新生入學就問小朋友這個問題，讓他們自由思考不做結論。然後每隔一段時間再問，提問與相互傾聽，不必提供答案。

心內畫體驗講座的開場我都會問大家，「為什麼來這裡？有什麼期待？」用畫畫看見潛意識，抒壓、療癒、認識自己都有，但也有「女朋友叫我來」這種答案，往往講出動機後大家容易拉近距離，我問那位女朋友叫我來的男生，那你知道來做什麼嗎？「不知道！」「好，那表示你非常信任她！」行為的背後一定有某種價值觀，就看我們是否意識到。

相信家長們都希望小孩讀書跟打電動一樣認真就好了！任教國中十五年，我看過許多青少年有了「為了什麼要讀書」的目標後就會有動力去讀。儘管這答案或許跟大人想的不同，通常是非常個人的感覺，例如，某高中校服比較好看，想跟喜歡的人繼續同校，或者那裡的熱音社很強等。不管動機多奇怪至少他知道為什麼努力。

我們若有一種理解就能放下擔憂：目標是可以變動的！只要他保有思考與感受的能力，目標可以滾動式調整，就算這次做錯決定也沒關係，地球是圓的，一定有從這頭滾到另一頭的路徑，就算現在沒路也能被你走出新的路。只要你不停止滾動和思考。

\ 延伸練習 /

思考與分享

遊戲規則

獨自思考或與人分享，關於讀書考試的終極目標是什麼？ 關於你「生命中最重要的東西」是什麼？

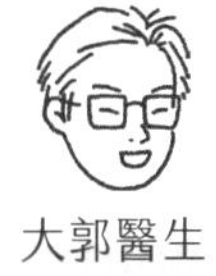

大郭醫生

我相信教育可以改變一個人的一生，考試則是驗收學習品質與好壞的方式之一。我們透過教育學會了原本不會不懂的知識與技能，然後透過學會的知識與技能來創造更美好的未來。那最終目的是什麼呢？創造更美好的未來嗎？還是可以做自己喜歡的事呢？我認為都是，不過我更喜歡下一則故事裡的一段話，請繼續看下去就知道。

2. 快樂的秘訣

快樂的秘訣不是做自己喜歡的事，而是喜歡自己所做的事！

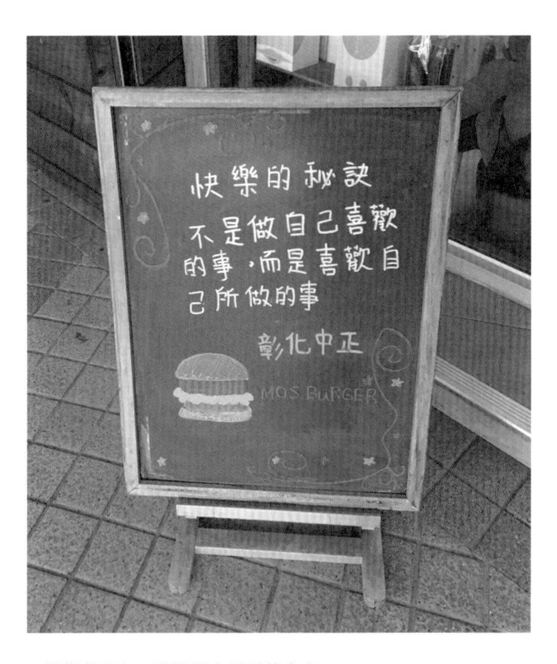

▪ 通勤的路上，發現帶來溫暖的文字。

觸發心感受

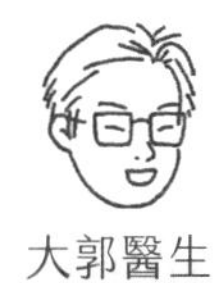

大郭醫生

你快樂嗎？快樂從哪裡來？我當年曾經離開中國附醫到彰化秀傳醫院服務過三年，那時候常常坐火車到彰化火車站後再轉騎 YouBike 到醫院上班。那段路程是我面對改變的不安與沈思的時候，思考醫院的各項業務，思考家人的各種事情，以及思考自己想過什麼樣的人生？彰化火車站正前方有一個圓環，圓環對面有一家摩斯漢堡，那是我經常買早餐的地方。

有一天當我正要走進去的時候，突然看到門口的小黑板上寫著這段話，頓時豁然開朗！對齁！對於改變與未知會感到不安與不快樂是人的天性，但是隱藏在不安裡面的另一個真相其實是真正的快樂不是只挑簡單、喜歡的事情來做，不會或不喜歡的事情就不做，或是如果做的是自己不會或不喜歡的事就快樂不起來。

做每一件事的最終目的不是把它做完，而是要讓自己快樂。真正的快樂是：即使目前正在做的事是不會的，只要我們努力把原本不會的事情學會，學會就快樂了；或是嘗試把不喜歡的事情透過一些改變把它變成自己喜歡的事、讓它展現出真正的價值、最後讓自己成為收穫最豐富的人。

心境改變了，結果就改變了！

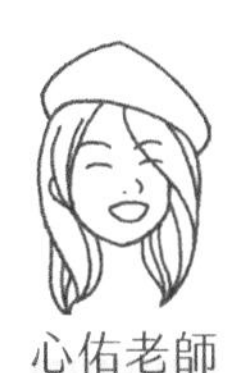

心佑老師

這句話讓我想到了《在落地之處開花》，當我思考想要什麼樣人生時讀到這本書。作者渡邊和子在身心困頓時悟出了跟大郭醫師相近的道理，種子是在落地之處開花的，無論身在何處都能閃耀自己的光，那不是一種無可奈何而是成為主宰心境與環境的主人。我覺得這種內心的試煉存在很多地方，例如，有些創作本來做的很順，到了某個階段變成了不喜歡的樣子，也像我們的一年，年初信心滿滿的計畫實行起來不如預期，那麼是再換一個喜歡的計畫嗎？很多藝術家不會輕易放棄自己的孩子（作品），透過觀看傾聽探索嘗試最後找到突破點反而變成了最喜歡的作品。

\ 延伸練習 /

「我」當主詞，我喜歡我所在的……

遊戲規則

冬天不是我喜歡的季節？實驗把「我」當主詞說看看，觀察這樣說話的感覺。

例如，我喜歡我所在的季節，如果我在冬天，冬天就是我喜歡的季節。

我喜歡我所在的地方，如果我在台北，台北就是我喜歡的地方。

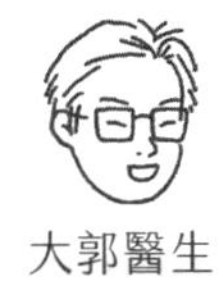

大郭醫生

要怎麼讓不快樂的事情變成快樂的事情呢？除了改變心境之外，還要找到它的價值。我們繼續看下去。

3. 很厲害的拿鐵——

享受創意料理般的生活

（中午回家吃飯）

老婆：你回來啦？

我：對，回來休息一下，下午還有工作要做，這瓶果汁給妳。

老婆：謝謝，那我給你這杯拿鐵，你兒子喝到剩下一半；我跟你說，這杯拿鐵很厲害喔！它是經過有果香的酵素在冷藏經過二十四小時發酵後散發出特殊……

我：講白話！

老婆：昨天喝剩的……

（我就知道！）

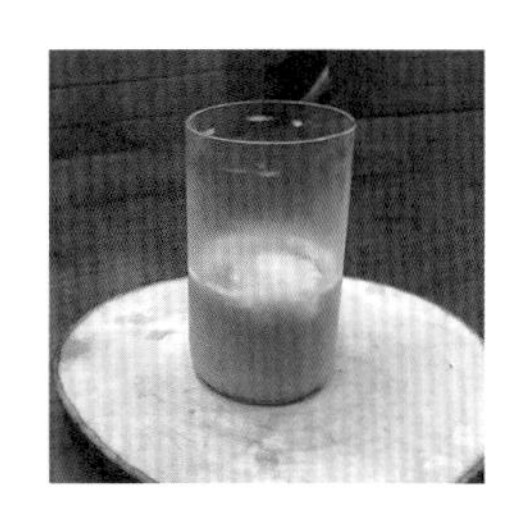

▪ 特殊風味拿鐵。

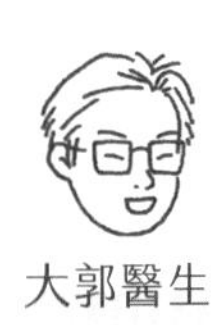

大郭醫生

我想先聽心佑老師的心得。

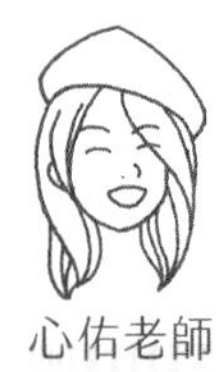

心佑老師

我覺得是一杯厲害的拿鐵耶！雖然是利用剩下的……哈哈！佩服夫人的創意。有些特色菜當初就是為了善用材料，例如，宜蘭「西魯肉」運用多餘魯肉汁加上蛋酥吸取精華而成。客家人為了不浪費祭拜食材發明請客的「四炆四炒」經典菜餚。冬天或許令人感慨今年「剩下」沒多久就要過去了，似乎一切都成定局，好比籃球比賽勝負已定的垃圾時間，等著時間被消磨掉……這種消極心態錯失創造精彩的好機會。笑稱自己不良老年或資深美少女的銀髮族，他們沒有因年紀自我設限，反而結合豐富的經驗和資源，享受創意料理般的生活。

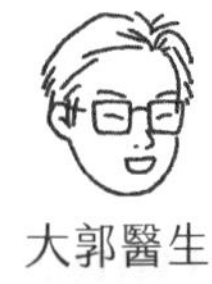

大郭醫生

沒錯！冬天給人一種「剩下」的感覺，而這種感覺暗示著，這個物品沒什麼價值，以至於不少人不喜歡冬天並不是因為它的冷，而是因為那種蕭瑟與幾近尾聲的剩餘感讓人快樂不起來。

我那位聰明的老婆很清楚箇中的道理，明明是昨天沒喝完的咖啡，卻可以用另一種方式來形容、重新賦予它特殊的價值，同樣的一杯咖啡喝起來就有了不一樣的感受。我們無法改變它是昨天喝剩的事實，但是我們可以重新找到它被忽略的價值，進而改變自己看待它的方式。你們可能很好奇我是如何識破老婆的描述？其實她的說法毫無破綻，關鍵在她每次要坑我的時候都會露出賊賊的笑臉，那個表情出賣了她自己（她自己不知道，現在知道了）。那我又是如何看待老婆給我喝剩下咖啡這件事呢？因為我很清楚地看到這杯咖啡背後對我充滿的愛，她不會給我不好的東西的。接下來，各位要不要試著把這種感覺畫出來呢？

\ 延伸練習 /

感覺調酒：給你一杯魔法藥水

遊戲規則

請帶著實驗與好奇心用感覺調出魔法創意飲品，選出兩個推薦款介紹其特色與功效。以下這幾個推薦款你想喝哪一個呢？

案例分享一　推薦款介紹一

1. 義無反顧
   喝下後令你勇敢，直接果決行動。

2. 清爽仲夏（也是自己需要的）
   帶有仲夏清新感，喝完有輕盈的愉悅感。

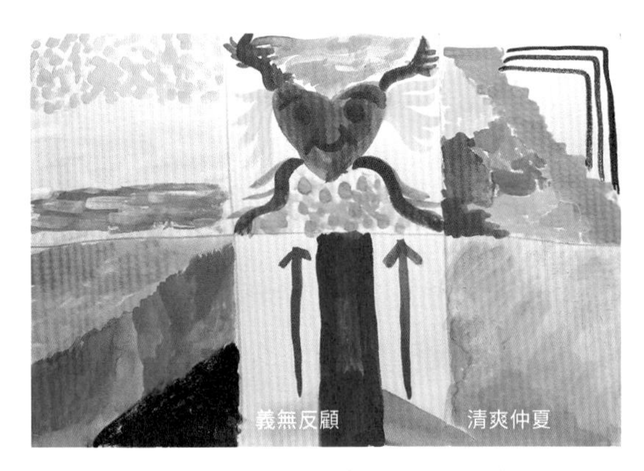

▪ 感覺調酒／畫完更貼近理解自己的情緒需求／謝宛廷。

案例分享二　推薦款介紹二

1. 漂浮在雲端

特殊的分子化泡沫層層推疊，泡泡入口即化，喝完之後好像有喝又沒有喝的感覺，有刺激人們想腳踏實地實踐夢想的功效。

2. 少年心

單純的少年身處在不同的環境狀態，環境慢慢塑造少年的心，使他成長為一個有個性的人。

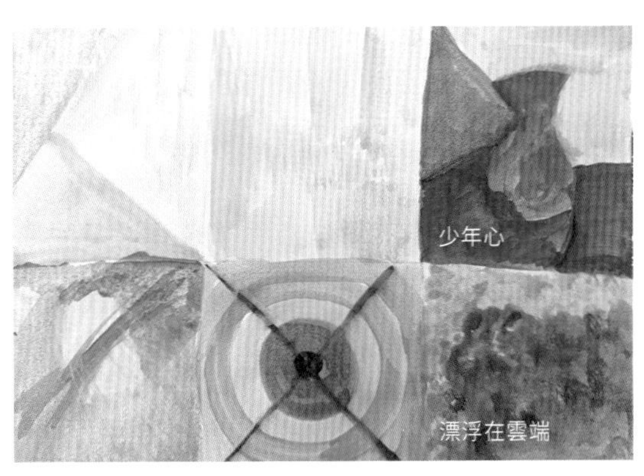

▪ 感覺調酒／用色彩調製感覺學習到我們擁有掌握與調整情緒的力量／潘志榮。

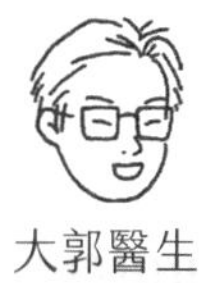

大郭醫生

當你能改變心境並看到隱藏的價值之後，或許就能如同心佑老師在前面提到的，原來寒冷的冬天隱藏著相聚的溫暖，其實是一個適合歡慶的季節。還可以怎麼運用呢？我們繼續練習。

笑一笑

高美溼地

看朋友的小孩寫寒假遊記，把「高美溼地」寫成「高美屍地」，瞬間感覺到我旁邊吹起一陣陣陰風……

4. 小夜燈——
找到它真正的價值

我：我推薦這個捕蚊燈當小夜燈用還不錯！

兒子：哦……？原因是什麼呢？

我：因為它很環保！

兒子：原來如此，因為它很省電又不會壞。

我：不是！是因為……它從沒抓過半隻蚊子，只能當小夜燈。

兒子： 啊……？

那隻蚊子每天晚上都在我的耳朵邊嘲笑捕蚊燈，「抓不到、抓不到……」

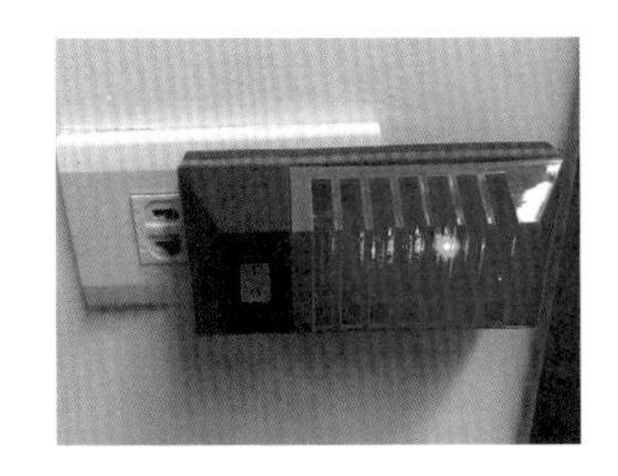

▪ 捕蚊燈／小夜燈。

觸發心感受

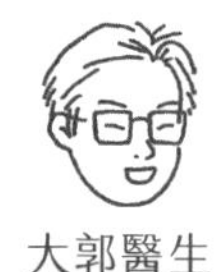

大郭醫生

我平常很喜歡假日去台中大坑的 9 號與 10 號步道爬山，但是那裡很邪惡，常常不知道到底是去爬山還是去採買？不過那也不重要，快樂的秘訣就是：喜歡自己做的每一件事嘛！

有一次，我一樣去爬山，看到有人在賣捕蚊燈，老闆把這個捕蚊燈講得很厲害，LED 燈管，不僅省電還可以捕蚊子，厲害吧？剛好我的臥室有一隻蚊子每晚都在我的耳邊吵我（就是不會去吵別人，看來這隻蚊子是識貨的），我就想「太好了，救星出現了！」立馬買一個回去用。然而，這個捕蚊燈從來沒有幫我抓過一隻蚊子，後來還是靠電蚊拍才搞定。捕蚊燈的價值就是捕蚊子，不能捕蚊子的捕蚊燈還有什麼剩餘價值呢？還好我後來發現它可以當小夜燈，晚上不至於暗摸摸的。

冬天除了給人寒冷、將近尾聲的感覺之外，也同時給人什麼都沒有的鬱悶，但真的是這樣嗎？很多的煩惱並不是來自於「沒有」的遺憾，而是來自於「永遠只看到沒有的遺憾、忽略了珍惜真正擁有的實在。」如果能看到那個實在，很多煩惱根本不存在。冬天其實很精彩，我找到它真正的價值了，快樂就是這麼簡單。

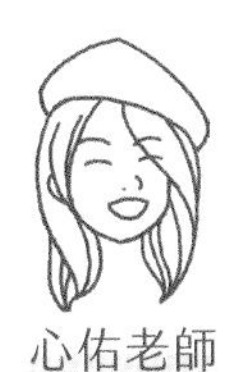

心佑老師

買了！原來這不是普通的小夜燈，它是一個有生命故事的小夜燈。經歷一番折騰被誤解被錯付期待，終於遇到伯樂擺脫宿命找到真正的價值。哈哈，小夜燈的故事可以畫個繪本了！遺憾通常是因為「沒有」，就像旅行有玩到的景點和遺憾沒有玩到的點；沒有一趟旅行塞得下所有的行程，就算有，就玩得更快樂嗎？接受擁有的小夜燈功能，也接受沒有的捕蚊燈功能，**大郭醫師與一盞小夜燈的相遇就帶給他簡單的快樂，也提醒我珍惜和感謝身邊擁有的平凡小物**，寫到這裡我瞄到桌上的手機，感覺它不再是冰冷的 3C 產品了。親愛的朋友們不妨環顧此刻身旁的人事物，傳遞一份祝福出去，也許是同事或家人，也許是你正在坐的車。不需言語，體驗看看吧！

\ 延伸練習 /

心中的太陽：畫出心中的溫暖與能量

遊戲規則

準備三張紙張或畫布，色鉛筆或水彩壓克力油畫等材料均可，給自己一個舒服放鬆的空間。

1. 閉上眼睛感受一下，如果現在你的心裡有一顆太陽，它可能是什麼顏色？它可能長成什麼形狀呢？

   不要想太久直接動筆，記得你畫的都是對的！沒有人可以說，你的太陽怎樣才是標準的太陽。這顆太陽讓你接受到了心裡什麼樣的力量呢？

2. 另一顆太陽：如果你的心裡有另一顆太陽，它會是什麼樣的顏色與形狀呢？

3. 可以的話使用不一樣的媒材，想像一下如果你的心裡還住著第三顆太陽，它長得什麼樣子呢？它在什麼樣的世界裡？

   這顆太陽讓你想到了什麼？接受到了什麼樣的能量呢？

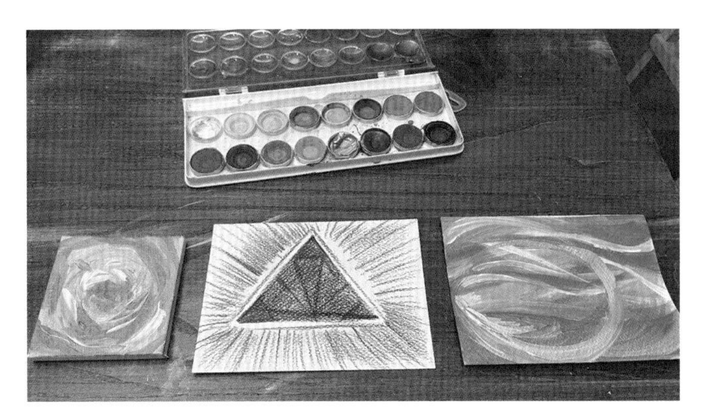

▪ 左至右：粉紅色太陽／紫色三角形太陽／藍色太陽。

第一顆　粉紅色的太陽，讓我接收到溫暖和豐盛的力量。

第二顆　紫色三角形的太陽，帶給我突破框架的能量。

第三顆　藍色的太陽，讓我想到大海，流動廣闊又包容的能量 。

4 我們已經看見心裡的太陽了，它是我們自身的內在能量，你把它從心裡拿出來瞧一瞧。在這個過程釋放感覺與正能量也看見更多的可能性，畫完後你會更放鬆與溫暖，但更厲害的是接下來這個轉化想像的運作，聚焦想吸引的能量將內外在調頻整合。讓我們繼續吧！

5. 現在從三顆太陽中選一個，憑直覺為它取一個名字。例如，我選了第三顆太陽叫做「星光藍寶石」，現在閉上眼睛，想像你把這顆太陽「星光藍寶石」放回心裡，讓它從心輪胸口向外煥發放射出能量與光芒，這光芒逐漸擴散充滿你的全身直達你的雙手與雙腳⋯⋯停頓感受約三十秒到一分鐘左右⋯⋯現在你的能量已經在這顆「星光藍寶石」太陽那流動廣闊又包容的頻率裡了。而且這樣的肯定及自信，是煥發來自自己心中！

感受練習

以上是心佑老師畫的太陽，接下來想邀請你感受看看培芬畫的這兩顆太陽，你覺得它分別帶有什麼樣的力量呢？同時也期待你跟我們分享你畫的「心中的太陽」。

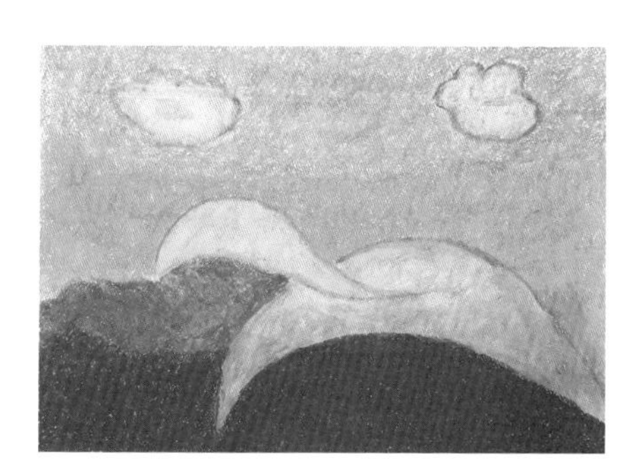

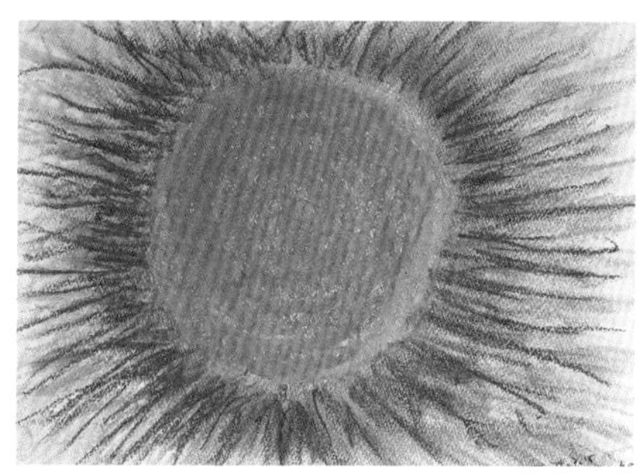

▪ 心中的太陽／郭培芬。

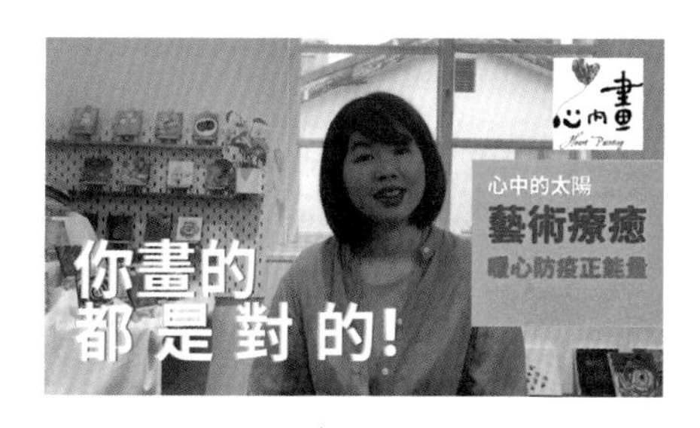

▪ 可掃 QRcode 觀看步驟的引導影片。

心中的太陽

5.face ID ——

過去的一切，成就現在的自己

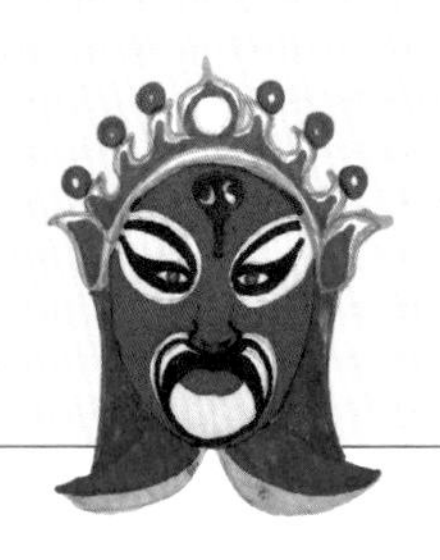

兒子：爸，你的手機有設 face ID 嗎？

我：有啊！怎麼了？

兒子：我應該跟你長得很像，我解鎖了！

我：啊……？怎麼可能？

兒子：真的啊，我試給你看……你看，解鎖了！

我：……哇哩咧……

（驚嚇到說不出話來……）

▍觸發心感受

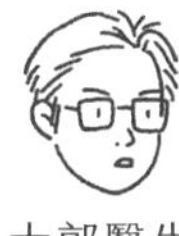

大郭醫生

想想看，隱藏在冬天給人那種萬物終結的蕭瑟與寒冷感之外，還有沒有隱藏著什麼特殊的密碼呢？有的！我隱約感覺到，延續著冰冷無情的冬天之後出現的是隔年的春天，那是一個全新的開始。原來冬天還有一個非常重要的任務就是「傳承」，或許有一天你我會老去，但是我們可以透過傳承把我們的一切傳承下去。

但是，即便是如此，我兒子可以用他的臉來解鎖我的手機，這到底是怎麼回事？我驚嚇的不是手機裡面的秘密被發現了（以前那支手機用指紋解鎖，連我老婆都可以輕鬆解鎖，我早就知道秘密不能放在手機裡），而是我們兩個有像到這種程度嗎？

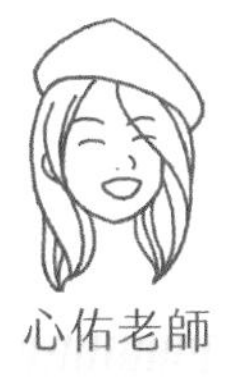

心佑老師

驚嚇指數很高耶！大家也想用臉解鎖父母手機或找小孩來解鎖自己手機看看嗎？你覺得有多少機率會解開呢？俗話說三十歲前的長相靠遺傳，三十歲後的長相靠自己，因生活方式、飲食、思維和情緒等後天影響而形塑外貌；但如果後天這些因素也跟父母一樣的話，老了也許還是接近原廠設定。有趣的是，很多人以為自己跟父母不像，又在某種時候發現自己跟父母越來越像。我們接收的傳承往往超出想像。

感受的旅程走到冬天，**是時候正視事實別拖延到無止盡的「有一天」，是時候決定內心真正想要的是什麼？心想事成，也要先有心**，並且有清晰的念頭與情感的定位。那麼就在此刻，整理一下自己究竟承接多少有形無形的寶藏吧！

哪些你想傳承下去，哪些最好到此為止。不論如何也是因為過去的一切才能成就現在的自己，不僅僅是家族系統還包括社會中所有的人，以及遇到的師長同學朋友，人類歷史累積的智慧，地球植物的滋養，動物的貢獻陪伴等等，讓我們現在可以站在這裡，寫字、閱讀、行走、談話、畫畫、看診……透過傳承與回饋整體，也許就是解鎖生命的無限。

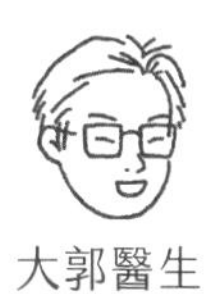

大郭醫生

我們在前面透過冬天聊到剩餘、教育、價值、傳承與快樂，那我們能不能試著把這些元素整合在一起？我們來試試看！

6. 塞車中——

每個人來到這個世界一定是有原因的！

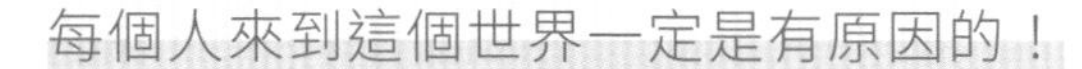

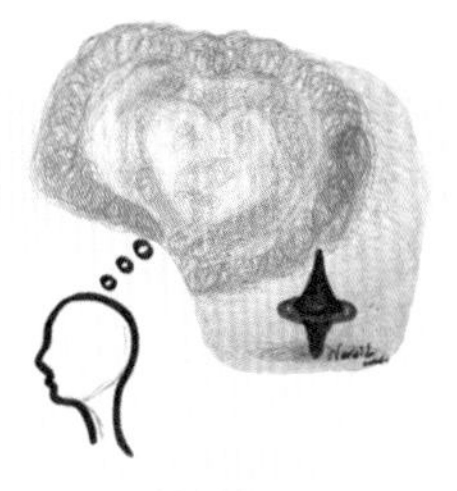

（二〇二〇年的某一天，全家至台北旅遊）

我：台北就是這樣，假日就是一堆人出來……

老婆：兒子，我講一個恐怖故事給你們聽，要不要聽？

老二$_{11}$：馬麻要講恐怖的故事？要、要、當然要聽！

老三$_{8}$：趕快講，我要聽！

老婆：我聽過有一個小孩的爸爸媽媽都在學校當老師，他國小的老師是爸爸、國中的老師是媽媽，他整整九年都跟爸爸媽媽在一起，這樣有沒有很恐怖？

老二$_{11}$：這……這 ……聽起來很慘……

老婆：你們要嗎？

老三$_{8}$：（大叫）不要！這樣好恐怖喔！在學校和在家裡一樣！好慘喔……

老二$_{11}$：（小小聲）沒錯，好恐怖……

我：這還不是最恐怖的。（淡定，只差沒叼根菸而已）

老二$_{11}$：這樣還不是最恐怖的？

我：當然啊，如果爺爺繼續教高中、奶奶教大學、外公教碩士班、外婆教博士班，你們覺得是不是更恐怖？

老二[11]：好恐怖喔！把拔你不要再講下去了！（明明不是冬天卻發抖起了寒顫）

老婆：我補充一下，阿姨教幼稚園。

老三[8]：（崩潰尖叫）不要、不要！

我：博士班畢業後去哥哥開的公司上班……

老婆：這不夠恐怖，哥哥會照顧弟弟！

我：那就去弟弟開的公司上班，然後弟弟跟哥哥說，「我就是看你這麼慘，高中畢業後就不讀了，十二年國教一結束就決定出去工作，現在我的公司都開好幾間了，你才剛拿到博士學位。不過沒關係，好好做，我不會虧待你的。」

老婆：後來弟弟用自己賺的錢回學校唸書、一樣大學畢業，現在在讀 EMBA……

老二[11]：把拔、馬麻，你們不要再講下去了，好恐怖喔……根本就是在講我嘛……

我：我們哪有在講你？我們又不是老師，再說，你也不會讀到博士學位啊……

老二[11]：不要再講啦……太恐怖啦……

這應該可以榮登二〇二〇年最恐怖的故事了，不曉得能不能拍成電影？

PS. 如果哈佛大學的入學題目是「什麼是最好笑的恐怖故事？」我應該會錄取！

註：老二 11 歲，老三 8 歲。

觸發心感受

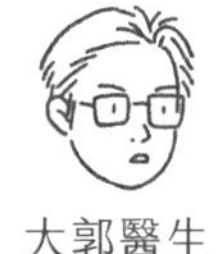

大郭醫生

冬天的冷會讓人發抖，人感到害怕時也會發抖。人之所以害怕有部分原因是：因為本能對未知就會有恐懼，怕妖魔鬼怪，怕獅子老虎，怕明天股市大跌，怕未來不如預期。恐懼與害怕是一種不舒服的感覺，於是就會使人想要去預測未來。網路上有許多類似的影片來滿足觀眾對未來的預測；或是父母會想盡辦法幫心愛的孩子把未來都規劃好，好讓一切都在自己的掌控之中。

我有沒有跟大家說過，我最討厭的一句廣告詞就是「贏在起跑點」？因為起跑點贏了並不代表一定會比別人先到終點。未來真的可以預測嗎？未來可以規劃嗎？把未來都規劃好就一定一帆風順嗎？我不知道。反過來想，一旦未來都已知的話，就不會恐懼了嗎？如果你現在對於自己未來一生會發生的事情都已經瞭若指掌了，那還有什麼好期待的呢？以前曾看過一部電影叫做《千鈞一髮 GATTACA》，內容描述未來世界的父母可以根據 DNA 排列來訂作一個完美的嬰兒，因為人類到了那個時候深信，一個人優越與否決定於他的 DNA 排列，甚至連找考試與找工作都必須出示自己的 DNA 證明，無法提出這個證明的人在這個世界上毫無立足之處。

一對年輕夫婦不相信這個說法，決定用自然懷孕的方式讓自然來決定孩子的 DNA。等到他們看到這個孩子的 DNA 序列被歸類在 Poor 的時候崩潰了，立刻決定再生一個人工訂製完美 DNA 序列的孩子，把所有最好的愛都給了這個孩子。那第一個孩子呢？他只能自生自滅了。

電影後來的結尾呢？人的一生真的是 DNA 序列就決定一切了嗎？答案當然不是！這位不被父母期待的孩子靠著自己的努力完成了自己的夢想，而被父母處心積慮安排一切的孩子卻活在抱怨中。有趣的是這部電影的英文取了《GATTACA》，我一開始看不懂，後來才知道原來那就是 DNA 的四個鹼基 ATCG 啊！我看完之後真的覺得提早知道人的一生對自己一點好處都沒有。每個人來到這個世界一定是有原因的，幫助他找到真正的自己比較重要。

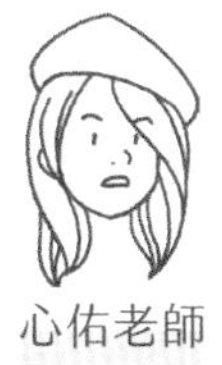

心佑老師

我遇到過很多什麼都被規劃好的孩子，會隱約對父母有股莫名的怨氣好像欠了他什麼！事實上他確實被拿走了很珍貴的權利：生命的真實體驗，就像我們幫人家點外送，然後也幫他吃掉一樣，他連吃都不用麻煩但是肚子超餓的！你說他能不抱怨不生氣嗎？這麼說好像有點極端，我來分享一個小故事好了。

我高中很喜歡讀《古文觀止》，但有個怪僻是：必須趕在老師解說前自己先看，不想有任何人介入我跟這些文字相遇的初體驗。如果我還沒看老師就先解說了，我會非常生氣覺得被剝奪了重要的權利，因為那位老師是地毯式解說，她不放過任何一個字的解釋而且自認這才是盡責。殊不知古文對我的魅力就是那種未知的朦朧美，什麼都清楚那講白話文就好啦！什麼都預定好的人生也是這樣，照著劇本演完人生的他是本尊，或只是扮演著自己的替身？

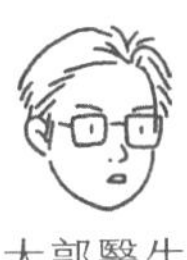

大郭醫生

是啊！先到終點取得勝利當然很重要，但是不要忘記為了這個目標所吃的苦與付出的努力同樣重要，這部份完全要靠自己，父母無法代勞。父母要傳承的是經驗，不是結果。

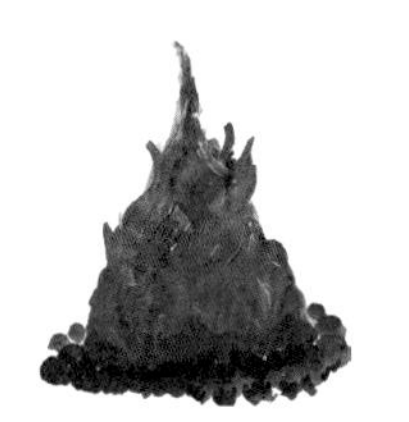

7. 傳承 ——

分享寶貴的生命經驗，迎接新的春天

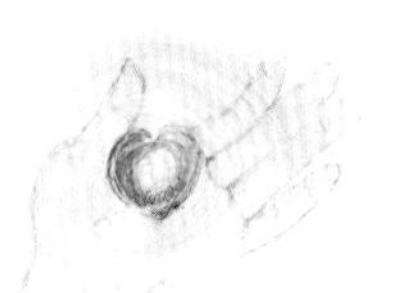

當我問我的學生，「SARS 的時候你幾歲？」

當我得到的答案是，「小學一年級」的時候，我就知道「傳承」是我現在最重要的事了！

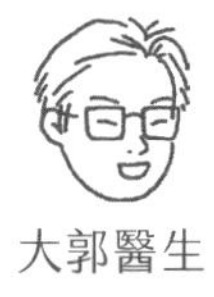
大郭醫生

這是我的第一本書《對話：大郭醫師的癌症診間微光故事》裡的第六十個故事，奶油獅阿姨跟我說她當時也很害怕，但是她告訴自己不要恐慌，該做的治療還是要完成，所以她鼓勵自己完成了所有治療，一直到二〇二〇年 COVID-19 席捲全世界時，她依然活得好好的。除了全身沒有癌症之外，她發願當志工去幫助更多需要幫助的人。

這一天她剛好回診，於是我就問了跟著我實習的同學，「SARS 的時候你幾歲？」然後他回答我，「小學一年級」。這答案震撼了我，沒想到已經過了十七年，當年才小一的孩子即將要成為一位醫師了，原來我也到了冬天與春天即將交替的年紀了。那我現在最重要的事情是什麼呢？絕對不是去恐懼未知的未來與哀悼逝去的青春，而是趁自己還有能力的時候把自己的寶貴經驗傳承下去，然後快快樂樂地過好每一天，喜歡自己做的每一件事情。

奶油獅阿姨後來如何呢？嘿嘿嘿，可精彩的！就在我寫這本書的期間，她告訴我以前她只有國小畢業，現在最想要的就是一張國中畢業證書，所以她去上國中夜校，要完成國中學業。各位朋友，誰說一個人過了中年迎接自己的就只剩下沒有用的老年？只要你能咬緊牙關度過寒冷的冬天，保存好自己的生命能量，你一定能看到多采多姿、蝴蝶飛舞的春天。

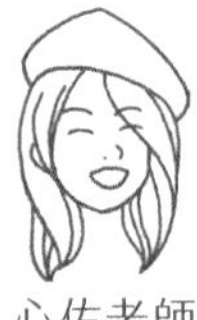

心佑老師

奶油獅阿姨的故事好振奮人心，放在這篇正好提示我們冬天快到盡頭，春天的腳步近了！看大郭醫師與年輕醫師的對話，讓我回想到 SARS 期間醫院的新聞，還有 COVID-19 時民眾害怕到醫院，但醫療人員堅守崗位穿著隔離衣照顧病患的畫面。好像生病找得到醫生，醫院提供有效的治療是理所當然的，但很少意識到是有多少人的付出，傳承累積的知識與經驗才有現在台灣的醫療水準。《對話：大郭醫師的癌症診間微光故事》傳遞了病友與家屬在抗癌過程的的生命光芒，這些故事的微光將繼續在未來某個生命需要時，為他的心裡照明引路。

\ 延伸練習 /

分享一個微光故事

遊戲規則

我來學大郭醫師分享故事，希望讀者們聽完也分享一個你聽過的微光故事。練習當光的傳遞者吧！

阿斌高中時車禍，脊椎損傷臥床十七年也把自己的心關起來，三十多歲才走出來。以口代手創作油畫以及心內畫，他帶領傷友們坐輪椅也能趴趴走，進校園講了一場場交通安全講座勸導年輕朋友珍惜生命，近年投入體育訓練代表台灣參加國際賽事屢獲佳績。阿斌本人的開朗笑容與幽默，就像他的畫作一樣充滿陽光的正能量。

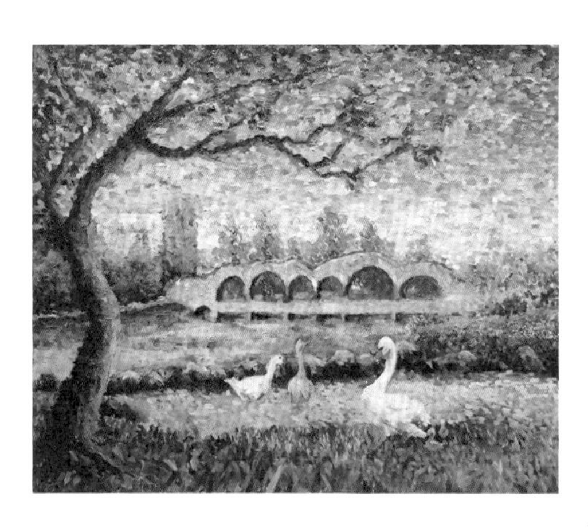

▪ 無憂／董隆斌。

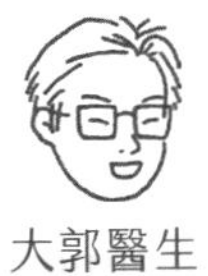

大郭醫生

謝謝心佑老師帶來如此正能量的故事，完全把冬天的寒冷驅散了。沒錯！接著冬天而來的就是春天，各位可以在看完最後一個故事之後再回頭看最前面的春天，有沒有發現心境完全變了呢？我也要學心佑老師用一個正能量的故事來結束冬天吧！

笑一笑

老大的手

早上起床，看著還在睡的三個小搗蛋，我牽起老大$_9$的手，哇！都快跟我的手掌一樣大了，也不過幾年時間而已……

於是，我改去牽老三$_3$的手……

8. 自己栽培自己 ——

有力量的心才能獲得真正的清淨自在

某天早上接到院方通知說，我們的病人平均治療單價高過全國兩成，希望我們「調整」一下，於是我中午召集科內醫師討論應對之策；有同仁很感慨地表示，「一年不如一年」、「脖子愈掐愈緊」、「醫師本身不團結」、「尊嚴和品質都沒了」等等……雖然我知道這些抱怨都是事實，而且對於未來不必有任何期待，但是我卻沒有甚麼抱怨，因為我的思緒已經回到兩週前， 我與 C 醫師在阿里山喝著紅茶聊著天的那一晚……

我：你現在開業都做自費，完全沒有參加健保？

C 醫師：對！以前我做健保時就發現自己的專業完全不被重視，只能衡量還要被核刪，很沒尊嚴，那不是我想過的生活。所以我決定走自己的路，發展自己心目中認為「有品質的醫療」。

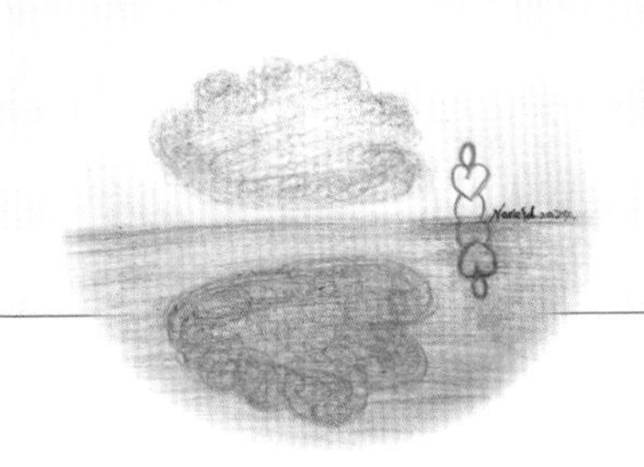

我：應該很辛苦吧？

C醫師：一開始的確是很辛苦，還沒什麼病人時真的會慌，還好有家人支持才能繼續下去……現在撐過來了，情況就比較好了。

我：那病人不會嫌你的收費很貴嗎？

C醫師：會呀！所以要證明自己能解決別人無法解決的疑難雜症才行！而且會嫌我貴的也不會來找我，他會去找其他醫生呀 ！各取所需就好了。

我： 你怎麼做到的呢？

C醫師：就……學啊！重新放空自己去學啊！以前一診要看六十個病人，根本沒時間好好靜下來想問題在哪裡，慢慢地實力也就停在那裡了。現在我堅持一天最多六至八個病人，就慢慢看，慢慢找問題。開業後我完全不必管評鑑或是交研究論文，「時間都是自己的，可以自己安排」，針對自己不會的去參加

workshop，充實自己，一段時間後，我發現我已經和同儕拉開，完全沒有交集了……

我：（佩服）「時間都是自己的，可以自己安排」這和我體悟「時間是最重要的成本」的想法完全吻合， 而且你運用的比我還精準。

C醫師：我剛開始彌補不足的方式是參加大堂課的workshop，而且是國外的課程，為了參加這些課程，我索性把門診也停了，還都是自費花自己的錢……

我：你是說，你不但不賺錢，還自費去國外學？然後也不擔心病人去看別的醫生？

C醫師：對！病人不會跑掉，我完全不擔心。那些學費雖然都不便宜，但是我賺到寶貴的經驗及時間，如果只靠我自己摸索，恐怕要五年才能弄懂，去上課只要幾天就一次進階五年的實力，你說，同儕如何和我比？

我：（震驚）真的是如此……連我都不如你，如果醫院要我出去進修，我都還要醫院給我錢我才願意去學，沒想到你完全都不考慮……

C醫師：自己用自己的錢，別人管不著，無法用合約綁你！而且因為是自己的錢，所以一定會用心學，絕對不會偷懶，而且會一直問、問到懂為止，好處很多！

我：實在佩服你，今天著實上了一堂課。

C醫師：現在我又不一樣了，我發現出去參加workshop的學員程度參差不齊，老師很難針對每個學員的需求教，所以我現在和另一位朋友直接邀老師到台灣來教我們，小班教學，雖然更貴，但是因為程度相同，老師教起來很有效率，這樣反而覺得這個錢很便宜，所以我們現在都這樣做。

我：（無言）我已經不知道該說什麼了……

和C醫師談完後的這兩週，我一直在想這些對話的意涵：環境不好難免抱怨，專業不被尊重難免氣結，整個人就好像被冬天包圍了一樣，感受不到任何溫暖。但是如果只是抱怨和生氣卻沒有任何作為，春天又怎麼會來？不會太可惜了嗎？

別人可以不在乎你、不栽培你，你不可以不在乎、不栽培你自己；你不栽培你自己，難道要等別人來栽培你？

你不安排你自己，就等著被別人安排你！

我覺得……安排自己再次蛻變的時候到了……

觸發心感受

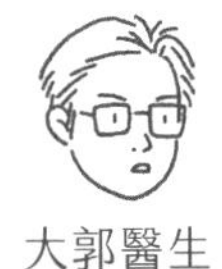

大郭醫生

我已取得這位醫師好友的同意，將他與我的對話完整公佈出來，但我不會公開 C 醫師的名字。如有雷同，不用懷疑，就是你想的那位沒錯，擁有這種能力的人本來就不多。

C 醫師原本在偏鄉的一家診所服務，每天沒日沒夜地診治上百個患者。看似人人羨慕的名醫生活卻讓他陷入自我懷疑之中，他不斷地問自己，「這是我要的醫療品質嗎？」「這是我要的未來嗎？」「難道這就是一切了嗎？」他的答案是，「不對！這不是我要的人生，我不要過這樣的生活。」於是他決定自行創業，脫離健保，改採預約制，一天只看大約五名患者，仔細地慢慢看，慢慢解說，其他時間就用來學習更多更新的技術，讓自己超越同儕。

這樣做的代價是：病患要指名找他看病就必須付昂貴的醫療費，並不是每一位病患都願意這麼做，所以他剛創業的前幾年過的非常辛苦，常常入不敷出。沒錯！我沒說錯！真的是入不敷出，那就是他的寒冬。他現在熬過來了，業務已經上軌道了，但是他仍然維持不斷學習與成長的腳步，不曾停歇。他不藏私地與我分享他的秘訣，而我也確實吸納了，從而讓我自己能在春夏秋冬的變化當中不感到害怕，還能盡情享受！

我悟出的心得：「真正的快樂」這句話還有更深一層的意義，那就是「真正的快樂不但是喜歡自己做的每一件事、而且是喜歡做每一件事的自己、喜歡每一個階段的自己」。我們每天都會遇到許多煩惱，回應煩惱的方式不是用情緒，而是用智慧！煩惱不是不存在，而是不真實。用智慧去看煩惱，心就會有力量，心就不會被情緒牽著走。提升自己的智慧就能讓心長出力量，有力量的心才能獲得真正的清淨自在，清淨自在的你就會看到你要的答案。

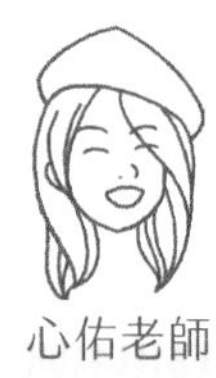

心佑老師

感謝大郭醫師的分享！不曉得大家是否記得，這本書開頭我曾用大海表面的波浪來比喻情緒，也曾用島嶼的天氣變化來比喻情緒，情緒的變化不定是它的本質，認識感受的旅程協助我們不被情緒牽引，清明的覺察與傾聽內在的智慧，享受生命這份珍貴的禮物。

讓我們前後呼應以提問的遊戲來作為冬天的結尾吧！請大家直覺回答這兩個問題：

「你的情緒等於你的心嗎？」等於，不等於，還是不完全等於？

「某某某（換上你的名字）等於某某某的心嗎？」

一樣我當第一個舉手分享的人，我覺得情緒不完全等於我的心，我的名字我的自我也不完全等於我的心。我的情緒像是天上的雲朵隨時變化，我的心和意識則是雲朵背後那片永恆的天空。你呢？歡迎分享你的答案！

\ 延伸練習 /

生活的微光對畫

遊戲規則

從生活對話中萃取感受畫出來，在彼此的畫中觸發新的觀點，點亮自己與他人心中的光亮。這個練習適合三人以上團體對畫。

1. 記錄一段生活中的對話，參考本書大郭醫師紀錄的方式，一句話或幾分鐘的對話皆可。

2. 重新讀一次自己記錄下來的對話，感受這段對話觸發你什麼感受或想法，把感覺用色彩或線條畫出來，記得你畫的都是對的！全世界只有你知道這段話帶給你什麼感受。

3. 畫完後大家將畫放在桌上，隨機挑選其中一張吸引你的別人的畫。

4. 請先感受一下這張畫，如果畫裡面有一種力量你覺得那是什麼？不用說出來感覺到了就好，接著請你畫一張跟這種力量對話的畫。

5. 畫完第二張「對畫」後與對方分享交流。

案例分享　「對話對畫」心內畫的故事

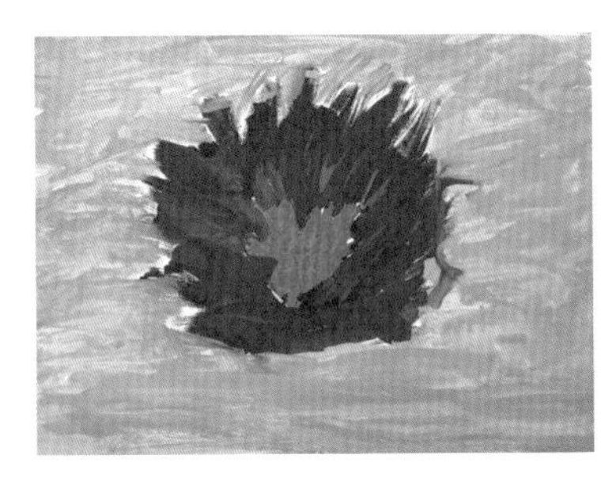

▪ 步驟 1 到 2 畫出自己最近生活的感受／琳。

琳把最近生活的感受畫出來，親愛的讀者你看到了什麼？如果畫面裡含有一種力量你覺得是什麼呢？請你嘗試看看畫出它的對畫，就像對聯的上聯已經有了，現在由你接著下聯。

另一位朋友志榮畫出了下面這張圖，你覺得他看到了什麼力量呢？ 畫的過程他們沒有說話也不在同一個空間（線上課），但是我們仍然可以聽見兩幅畫在「說話」。你聽到了什麼呢？

（詳情揭曉請見 P232）

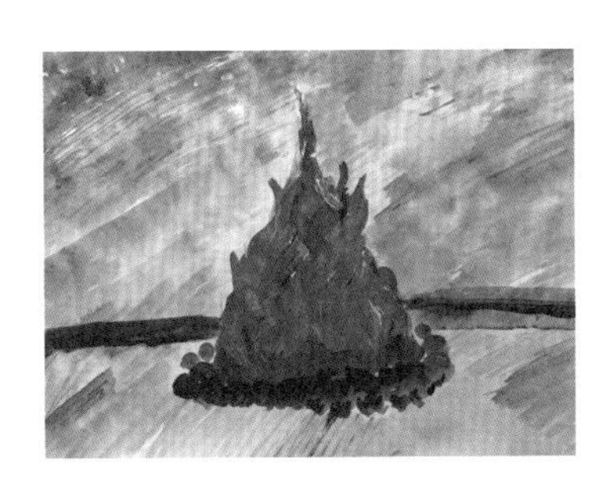

▪ 步驟 345 選一張別人的畫看出畫裡面隱藏的力量，與之對話／潘志榮。

結語

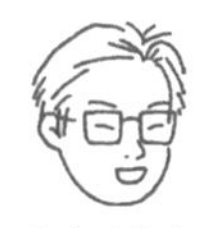

大郭醫生

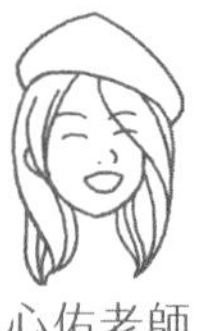

心佑老師

書本結束了，我們與你的對話才正要開始！本書由大郭醫師的起心動念所發起，源自於他身為醫者不僅醫病更期望療癒人們身心帶來喜悅的生活，觸發身為病友家屬的心佑老師加入撰寫，並邀請學員和藝術家朋友授權分享心路歷程與作品。

感謝看完本書的讀者們與我們一同走過了春夏秋冬的感受旅程，我們一生中難免遇到風風雨雨，我們兩人也是一樣。讓我們一起陪伴、一起扶持，風雨過後就可以再見藍天或是晴天。

書本結束了，我們的對話才正要開始！歡迎與我們分享你在這本書延伸練習的畫畫，以及書裡延伸提問的思考。因為有你的回饋，這本書在紙本之外的書寫才正要動筆建構，每一個讀者都是共同的創作者，大家的生活感受連結在一起，會形成怎樣的畫面呢？我們繼續看下去吧！

對話對畫 FB 社團

藝術的力量

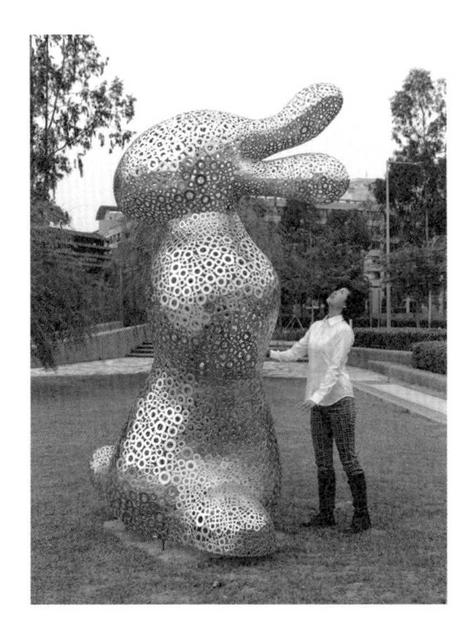

▪ 兔同鴨講

照片裡的作品是兔還是鴨？當我們無法確定眼前的事物時，往往會在視覺印象、現實景象間徘徊猶豫。 透過這樣的探索，視覺才真正啟動思考，並引領我們展開更深層的挖掘與欣賞

／黃沛瀅，南科公共藝術。

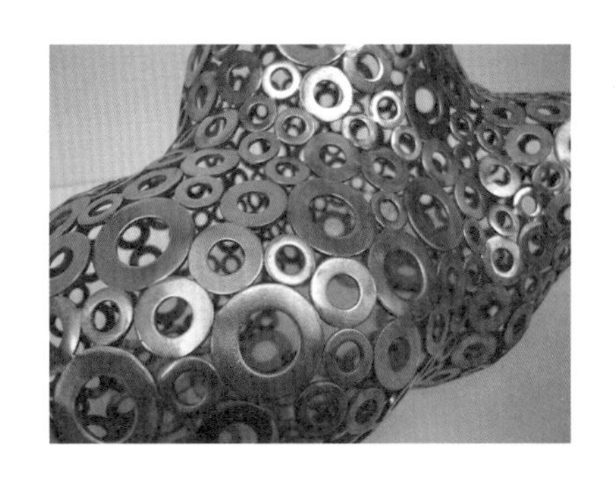

黃沛瀅的創作使用工業材料裡最平凡的「華司」，一片一片的華司金屬被連結轉化成為啟發人心的作品，所以我們也不要小看自己，通過分享與連結彼此觸發，我們都能影響彼此的生命形態，一起活出生命的感動。

延伸練習的詳情揭曉

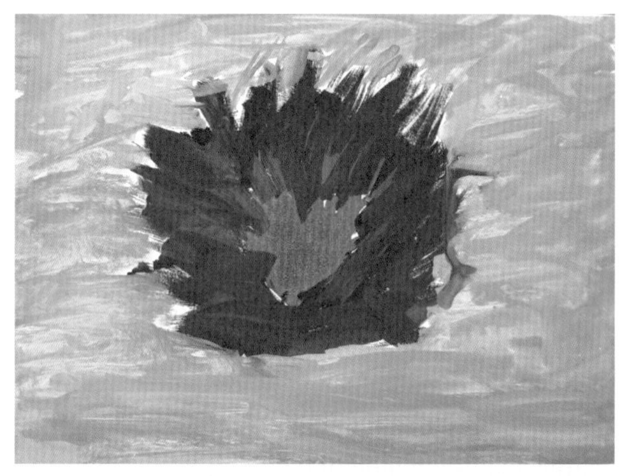

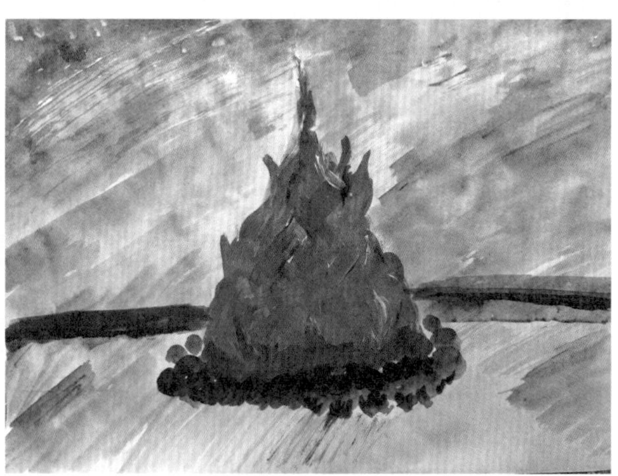

▪（上）生活微光對話的雙人對畫／小火苗／ 瑜。（下）熊熊營火／潘志榮。

那張熊熊營火的圖，是作者榮看到上圖後，感受到最中心的紅色像一個小火苗很有韌性，可以燃燒周圍黑色材料放大力量，於是他畫出了火苗脫困變成的一個營火，源源不絕的熱能溫暖了大家。背景的灰代表左圖的黑變成被營火照亮的夜色。

上圖那張小火苗的作者琳看到榮畫出來的畫非常感動，很感謝幫她畫出內心的力量。畫這畫時生活緊湊，長輩需要陪病跑醫院，孩子也正要會考，從早到晚的付出和責任幾乎心力都用完了。好像屬於自我的那部分都快不見了，只剩下灰燼中的一點小小的火苗。雖然她不排斥照顧所有人，也知道壓力之外有很寬廣的空間（平靜的藍色），但此刻被黑色隔絕真的很難呼吸到到那股自由自在的感覺。

記得她說：畫出來後驚訝竟然火苗還在，本以為幾乎沒有了。這力量透過另一位不同年紀與生活背景的人再次被看見，心始終是自由的無法真的被困住。畫出這熊熊營火的人在鼓舞別人時，獲得了相同甚至加倍的能量，我見證與陪伴了這過程也被溫暖到了，真好！

支持贊助出版

（依姓氏筆劃排序）

3 點 1 刻
Katryna 潛意識療心室
Huang chia hung
丹安股份有限公司
李英慧
旭益汽車實業股份有限公司
林宗熙（揭喜笑嘻嘻）
林家億、洪嘉玲（億安診所）
林書華、蔡勝東
金軒建設有限公司
徐翠蓮
徐國華（育仁診所）
徐婉婷
陳竹君
陳信如
陳家柔
陳佳珮、楊孟儒
郭怡君
莊忠勳
張明權
許茹儀
陶螢緹
普印通科技股份有限公司
買麥留有限公司
黃妙理
黃昱尹
黃瑜琳
黃瓊慧
楊秀英
葉淑欣
施嘉薇
鄭文蕙
鄭寓仁
鄭聰萍
蔡采蕙
蔡昭任
蔡雪琴
劉芸菲
劉春成
賴奕霖
盧育嫺
謝宛廷
謝欣庭
魏珮宇

感謝授權圖像與寫書過程中的協助人

（依姓氏筆劃排序）

大象藝術空間館
江心靜
吳泳慈
余佩玲
余雅軒
林泰宏
兔寶一家《最漫長的暑假》
張若綺
張惠蘭
梁哲維「哲維說書」
郭培芬
陳竹君
陳信如
陳佩君
陳素滿
陳嘉雯
莊若綺、薛麗英
黃沁昀
黃沛瀅
黃瑜琳
馮孝英
游美玲
葉俊秀
葉姵妏
董隆斌
施芳綺
施妤錚
潘志榮
蔡為新
駱慧珠
蕭淑真
蕭楊趁
謝宛廷
魏珮宇

對話對畫：陪伴生命長出力量

作　　者　郭于誠、王心佑
選　　書　林小鈴
主　　編　陳雯琪

行銷經理　王維君
業務經理　羅越華
總 編 輯　林小鈴
發 行 人　何飛鵬
出　　版　原水文化
城邦文化事業股份有限公司
台北市南港區昆陽街 16 號 4 樓
電話：(02) 2500-7008　傳真：(02) 2502-7676　E-mail：bwp.service@cite.com.tw
發　　行　英屬蓋曼群島商家庭傳媒股份有限公司城邦分公司
台北市南港區昆陽街 16 號 8 樓
讀者服務專線：02-2500-7718；02-2500-7719
24 小時傳真服務：02-2500-1900；02-2500-1991
讀者服務信箱 E-mail：service@readingclub.com.tw
劃撥帳號：19863813
戶名：書虫股份有限公司

香港發行所　城邦（香港）出版集團有限公司
香港九龍土瓜灣土瓜灣道 86 號順聯工業大廈 6 樓 A 室
電話：(852) 2508-6231　傳真：(852) 2578-9337
E-mail：hkcite@biznetvigator.com
馬新發行所　城邦（馬新）出版集團 Cité(M)Sdn. Bhd.
41, Jalan Radin Anum, Bandar Baru Sri Petaling, 57000 Kuala Lumpur, Malaysia.
電話：(603)90563833　傳真：(603)90576622　E-mail：services@cite.my

封面設計　林姿妤、林靜敏
美術設計　林姿妤、林靜敏
封面畫作　郭于誠
內頁插圖　王心佑、黃瓊慧
製版印刷　卡樂彩色製版印刷有限公司

2024 年 10 月 22 日初版 1 刷
Printed in Taiwan　定價 450 元

ISBN：978-626-7521-12-0（平裝）
ISBN：978-626-7521-11-3 (EPUB)

國家圖書館出版品預行編目 (CIP) 資料

對話對畫：陪伴生命長出力量 / 郭于誠，王心佑合著 . -- 初版 . -- 臺北市：原水文化，城邦文化事業股份有限公司出版：英屬蓋曼群島商家庭傳媒股份有限公司城邦分公司發行，2024.10
面；　公分 . --（悅讀健康；HD3204）

ISBN 978-626-7521-12-0(平裝）

1.CST: 癌症 2.CST: 藝術治療 3.CST: 心理治療法

418.986　　113013559